W0299014

DR. DIETRICH VOLKMER

WEGE ZUM VEGATEST

DR. DIETRICH VOLKMER

WEGE ZUM VEGATEST

EDITION ENERGETIK

© Energetik-Verlag GmbH, Sulzbach/Ts., 1992
Alle Rechte vorbehalten

Idee für Umschlag und Grafik: Dr. Dietrich Volkmer
Gestaltung: Siegfried Janusch
Satz: Grafik & Media, Kelkheim/Ts.
Druck: Freiburger Graphische Betriebe

Printed in Germany
ISBN 3-925806-25-3

Inhaltsverzeichnis

Einleitung ... 9
Zur Geschichte der Elektroakupunktur ... 11
Die Verfahren der Elektroakupunktur ... 20
Der vegetative Reflextest (VRT-VEGATEST) ... 28
Testpunktregler ... 29
Die Auswahl des Testpunktes ... 33
Geräte für den vegetativen Reflextest (VRT-VEGATEST) ... 35
- *Die Meßgriffelspitze* ... 37
- *Nützliches Zubehör* ... 37
Das „Ambiente“ eines Testplatzes ... 41
Gestaltung des Testplatzes ... 43
Vorbereitung zur Testung ... 45
Die eigentliche Messung oder „Der Dialog mit dem Punkt“ ... 47
Die Testpunkt-Kontrolle ... 50
Die Testsätze ... 51
Die einzelnen Fragen und ihre spezifischen Ampullen
- *Geopathie-Test* ... *54*
- *Elektrofeldbelastung* ... 55
- *Radioaktive Belastung* ... 56
- *Virale Belastung* ... 56
- *Bakterielle Belastung* ... 57
- *Mykotische Belastung* ... 57
- *Psycho-vegetative Einflüsse* ... 58
- *Testen von Herden und Störfeldern*59
- *Das Immunsystem* ... 59
- *Zystische Prozesse* ... 61
- *Quecksilberbelastung* ... 61
- *Testung auf Allergie und ähnliches* ... 61

- *Narbenstörfelder* ... 63
- *Ermittlung von toxischen Belastungen* ... 63
- *Hinweis auf Organbelastungen* ... 65
- *Darmdysbakterie* ... 67
- *Mineral- und Vitamindefizite* ... 67
Feineinstellung ... 71
Das „Filtern" ... 74
Der Biologische Index ... 75
Der ideale Biologische Index ... 82
Der Biologische Index als Filterampulle
- *Prüfen auf Effektivität und Verträglichkeit* ... 83
- *Der Normalfall* ... 83
- *Der Normalfall mit Filtern* ... 84
- *Testung von Allopathika* ... 86
- *Das Prüfen von Hochpotenzen* ... 86
- *Sind Hochpotenzen überhaupt indiziert?* ... 87
Der zahnärztliche Vortest-Testsatz
- *Allgemeines* ... 89
- *Der Testsatz* ... 92
- *Die Einzelampullen des Testsatzes* ... 94
- *Amalgambelastung* ... 99
- *Testung auf korporale Belastungsfähigkeit* ... 101
Das Problem der Quantität ... 103
- *Die Stärke des Zahn-Kiefer-Herdgeschehens* ... 104
- *Die Stärke der Amalgambelastung* ... 107
- *Die Stärke der chronischen Sinusitis* ... 108
- *Weitere Quantitätsmessungen* ... 108
Das Lokalisieren der Zahn-Kiefer-Herde
- *Allgemeines* ... 109
- *Das Einkreisen oder der Grobraster* ... 109
- *Die Detailerfassung oder der Feinraster* ... 111
a) Der zahnärztliche Reizstromtest (RST) ... 111
b) Spezifische Zahn-Testampullen ... 116
c) Spezielle Weisheitszahn-Nosoden ... 120
d) Erstellen von Testampullen durch Abnahme zahnspezifischer Schwingungen ... 120

Der zahnärztliche Materialtest ... 121
Die psychische Belastung und ihre Therapie ... 123
Bioenergetische und biophysikalische Verfahren ... 127
Theorie und Hintergrundwissen
- *Kritische Fragen* ... 132
- *Der sechsdimensionale Kosmos* ... 133
Gedanken zum Nach-Denken
- *Grundsätzliches* ... 139
- *Die Ja-Nein-Aussage* ... 140
- *Das Eingebundensein des Testers* ... 140
Die Diagnostische Dreiheit ... 143
Adressenverzeichnis ... 147
Literaturhinweise ... 148

Einleitung

In den vielen Einführungs- und Fortgeschrittenenseminaren, die ich zu diesem Thema gehalten habe, tauchte immer wieder die Frage nach einer aktuellen Einführung in Buchform auf, die es dem Einsteiger ermöglicht, Gehörtes und Gesehenes zu vertiefen, und die den Fortgeschrittenen als Auffrischungshilfe dienen kann.

Um all denen, die sich der Elektroakupunktur und speziell dem VEGATEST-Verfahren verschrieben haben, eine Art Stützhilfe und Nachschlagewerk zu bieten, ist dieses Buch entstanden.

Die Buchform hat gegenüber Zeitschriften, Handzetteln, Kursmitschriften den großen Vorteil, komprimiert in einem Band vorzuliegen, während nach meinen Erfahrungen alles andere bei der heutigen Informationsflut leicht in Vergessenheit gerät, auf dem großen unbearbeiteten Stapel landet oder den Abgang in den Papierkorb findet (und hoffentlich in den Recyclingprozeß eingeht!)

In diesem Buch ist ein Thema etwas ausführlicher abgehandelt: Der Einsatz in der Zahnheilkunde.

Obwohl es gerade die Zahnärzte sind, die sich besonders intensiv um dieses Verfahren bemühen, ist ihr Fachgebiet in den bislang erschienenen Werken außerordentlich stiefmütterlich behandelt. Zwar ist das Behandlungsgebiet der Zahnärzte nur relativ klein, aber es gibt immerhin 32 Zähne, die das Ziel unzähliger erwünschter und unerwünschter Manipulationen darstellen.

Somit besteht für diese Fachrichtung ein echter Nachholbedarf.

Es gibt zum Gesamtthema bereits zwei Grundlagenwerke. Daher geht meine Absicht mehr in die Richtung, neue Erkenntnisse bzw. noch nicht in Buchform vorliegende Aussagen einzubeziehen. Jeder Autor setzt natürlich bestimmte Prioritäten, die durch seine Alltagspraxis ausgerichtet sind.

Aber die Hauptintension liegt darin, ein Verfahren nachvollziehbar zu gestalten. Immer mehr Ärzte, Zahnärzte und Heilpraktiker suchen heute nach Methoden, um den immer komplexer und damit schwieriger werdenden Problemen unserer Patienten „auf den Leib zu rücken".

Ihnen allen möge dieses Buch eine Art Einstiegshilfe sein. Denen, die sich bereits fortgeschritten wähnen, kann es vielleicht eine Art Wiederauffrischung sein, falls im täglichen Praxisstreß das eine oder andere am Horizont der Gewohnheit entschwunden ist.

Parallel zu diesem Buch erscheint in kleiner Auflage ein Übungs- und Arbeitsskriptum zum gleichen Thema, das in erster Linie für Ein-Punkt-Test-Novizen gedacht ist. Näheres dazu können Sie am Ende des Buches ersehen.

Beides zusammen ersetzt jedoch nicht, wie der eine oder andere vielleicht glauben mag, den Besuch von Kursen oder Seminaren, die den Vorteil der unmittelbaren Lebendigkeit haben und die Möglichkeit des Dialoges bieten.

Auf diesen Fundamenten zusammen kann der Suchende sein eigenes Gebäude erbauen. Und das Fundament heißt: Probieren, immer wieder probieren, Erfahrungen sammeln und auch den Mut zu Fehlern haben.

Denn alles ist unvollkommen und ohne Fehler ist kein Lernprozeß möglich.

Je mehr man übt und je mehr Erfolge man sammelt, desto sicherer wird man. Desto eher wird ein Gebäude daraus. Und desto mehr Freude und Erfolg hat man.

Und das wünsche ich Ihnen allen, die Sie sich auf *diesen* Weg machen.

Zur Geschichte der Elektroakupunktur

Keine Angst, werte(r) Leser(in), es ist nicht meine Absicht, bei Adam und Eva anzufangen. Vielmehr möchte ich Ihnen nur einige Daten, Fakten, Verfahren und Personen schildern, bevor wir zum eigentlichen Thema kommen.

Für die eigene Orientierung erscheint mir der Blick über den Zaun wichtig, damit man in den Diskussionen, die sich bei Kursen und Fortbildungsveranstaltungen häufig entwickeln, nicht gänzlich ohne Argumentationshilfe dasteht.

Um es kurz und bündig zu artikulieren: Elektroakupunktur ist eine gelungene Symbiose aus altem Wissen und moderner Elektronik, eine Ehe zwischen chinesischer Erfahrungslehre und den Errungenschaften der Neuzeit.

Kein Mensch hat je einen dieser Akupunkturmeridiane gesehen. Man fühlt sie auch nicht. Trotzdem begleiten sie uns auf Schritt und Tritt. Bewegen wir unsere Knie, so beugen sie sich mit. Drehen wir den Kopf, sie drehen sich mit.

Wie kann man etwas finden oder gar behandeln, wenn man es gar nicht sieht.

Diese geheimnisvollen Stränge mit ihren vielen Punkten waren im alten China bereits bekannt. Ohne ein Gerät, ohne Kamera, ohne Röntgenapparat erfühlten und erahnten hellsichtige Menschen, daß bestimmte Punkte auf der Haut oder besser gesagt leicht unter der Haut mit bestimmten inneren Zuständen zusammenhingen.

Diese einzelnen Punkte gehörten zu einer ganzen Kette von Punkten, die sich über den Körper erstreckten und in der Regel weitgehend senkrecht verliefen, wenn wir uns den Mensch einmal mit erhobenen Händen vorstellen.
Die Akupunkturpunkte befinden sich meistens auf bestimmten, bevorzugten anatomischen Arealen.

Die bekanntesten Punkte liegen im Bereich des Nagelfalzes.

Legt man zwei Tangenten an den Nagelfalz wie auf Abb. 1 sichtbar, so schneiden diese sich im eigentlichen Akupunkturpunkt.

Des weiteren findet man Akupunkturpunkte auf den langen und kurzen Röhrenknochen, und zwar jeweils am Schaft und am Köpfchen. (Siehe Abb. 2)

Es gibt verschiedene Punktketten, Meridiane genannt (analog zu den Erdmeridianen, obwohl dieser Vergleich falsch ist, da die Erdmeridiane künstlich gedachte Orientierungsgitter für die Fortbewegung auf diesem Planeten sind), so z.B. ein Leber-Meridian, ein Kreislauf-Meridian etc. Diese Meridiane faßt man am besten als Leitgefäße auf, in denen eine Energie zirkuliert: Die Lebensenergie.

Sie steuert sämtliche körperlichen Prozesse. Ist der Fluß der Energie gestört, kommt es zu einer Stauung und letztendlich zu Beschwerden und gar zur Krankheit.

Durch Setzen von Nadeln versucht der chinesische Heilkundige den Energiefluß zu aktivie-

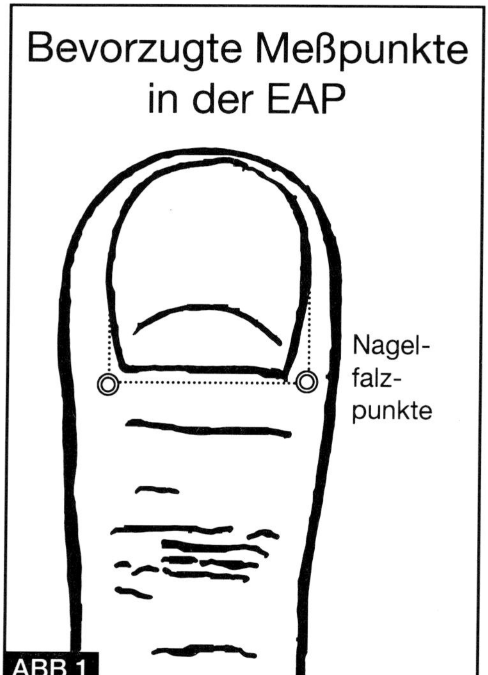

ABB 1

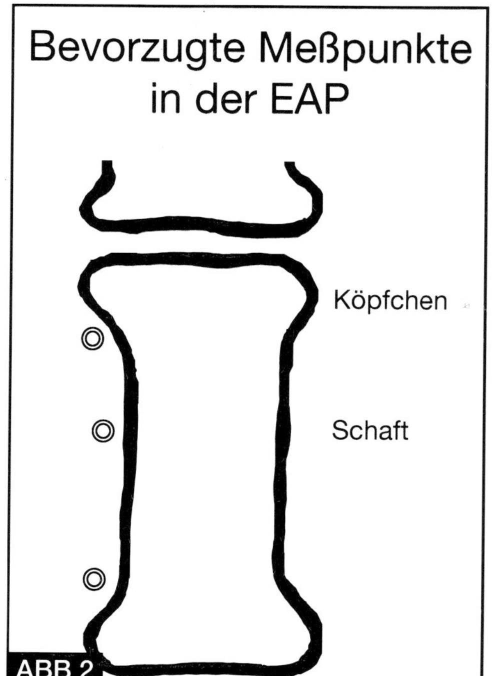

ABB 2

ren: Goldnadeln bei Energie-Leere (Gold ist das Symbol der Sonne, aktiv, männlich) und Silbernadeln bei Energiefülle (Silber ist das Symbol des Mondes, passiv, kühl, weiblich).

Das Ziel jeder Therapie war immer die Ausbalancierung von Yin und Yang, wie wir es aus der Tai-chi-Monade von Laotse (ca. 600 v. Chr.) kennen, die heute leider für alle möglichen und unmöglichen Themenbereiche, vom Hühneraugenpflaster bis zum Ökohausanstrich, herhalten muß.

In anderen Worten: Ein Ideal wurde angestrebt: Die Harmonie zwischen den beiden Polen dieser Welt.

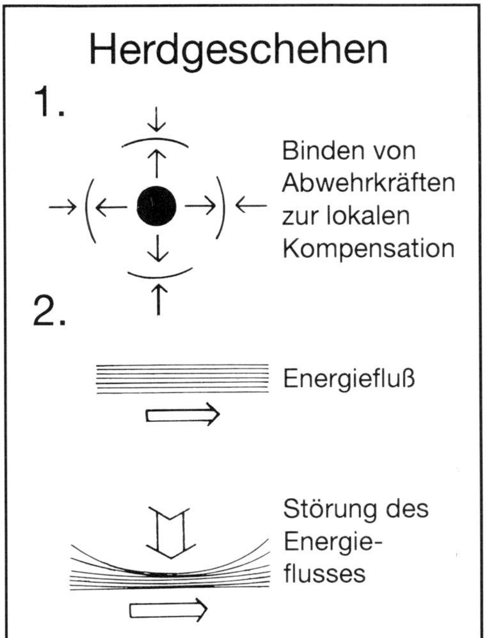

ABB 3

Eine für unsere Zeit kuriose „Einrichtung“ soll an dieser Stelle nicht unerwähnt bleiben: Die früheren chinesischen Heilkundigen erhielten nur ein „Honorar“, wenn der Patient gesund war. Krankheit unterbrach diese Zahlungen, wobei aber hinzugefügt werden muß, daß die alten Chinesen eine gänzlich andere Einstellung zur Gesundheit und Krankheit (was immer das auch sein mag) hatten. Ein Vergleich mit unserer Ära ist natürlich völlig abwegig. Denn bei uns hat jeder das Recht, sich nach eigenem Gutdünken völlig falsch zu ernähren oder sich seinen Körper mit Alkohol, Nikotin und Rauschmitteln zu vergiften und sich dann ungehemmt aus dem großen Topf der „Solidar“-Gemeinschaft (Krankenkassen, Versicherungen, Beihilfen) zu bedienen.

Mit dem Vordringen der westlichen Neugierde in das Reich der Mitte kam auch das Wissen um die Akupunktur nach Europa.

Nach dem letzten Krieg experimentierten deutsche und französische Ärzte mit den Akupunkturpunkten.

Legt man beispielsweise eine

Spannung von ca. 1 Volt an einen Akupunkturpunkt und gibt dem Probanden in die andere Hand eine sogenannte passive Elektrode, so kann man mit einem dazwischengeschalteten Meßgerät einen Widerstand messen.
Bei akutem (energievollem) Geschehen ist dieser Widerstand geringer, bei chronischem (energiearmem) Geschehen ist er höher.
Dr. Voll aus Plochingen erkannte neben anderen Ärzten genial die darin schlummernden Aussagemöglichkeiten und baute diese Erkenntnisse zur Elektroakupunktur-Diagnostik aus.
Auf einer Skala von 0 - 100 bedeutete 50 den Mittel- oder „Norm"-Wert. Ich setze das Wort Norm bewußt in Anführungszeichen, weil es nur eine Art Einordnungshilfe darstellt.
Denn der Gedankenweg vom „Norm"-Wert zum „Norm"-Menschen ist gefährlich kurz. Dieser Norm-Wert ist eine Fiktion der orthodoxen Medizin, aber nicht nur das, er spukt auch in vielen Medizinerköpfen herum, die sich mit Naturheilkunde befassen.
Das Scheitern der sozialistischen Ideen im Ostblock ist der beste Beweis für die Illusion vom

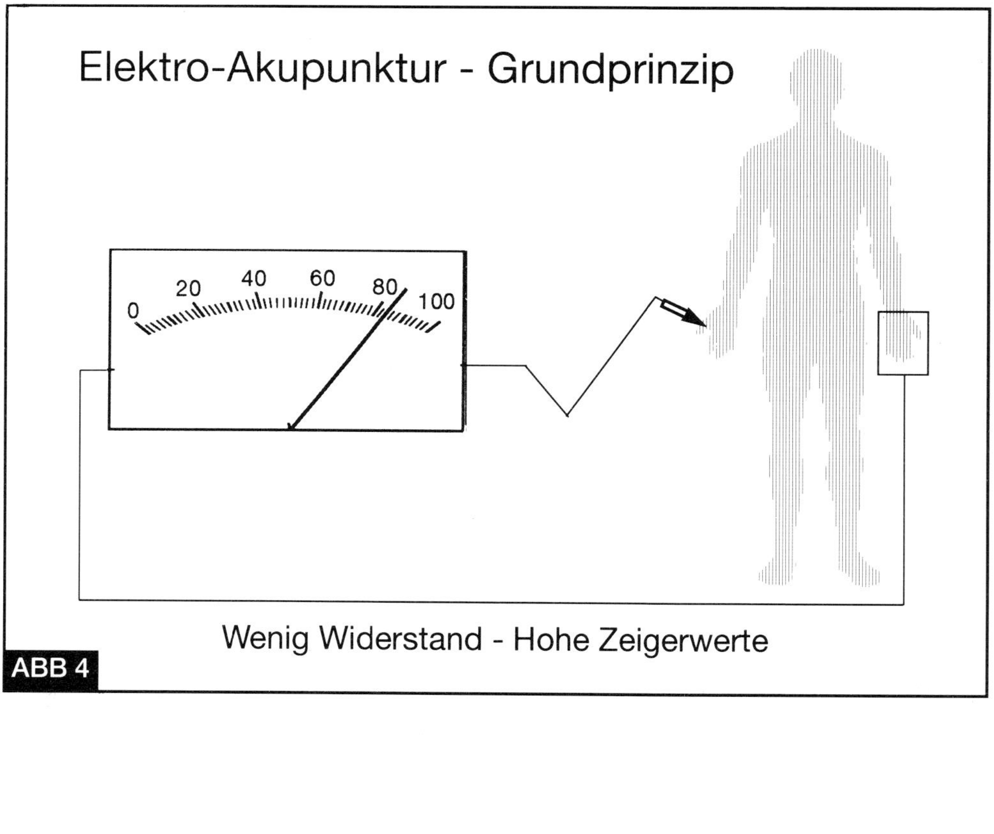

ABB 4

Norm-Menschen. Daß der Kapitalismus mit seinem ungehemmten Fortschritt und Wachstum auch nicht die beste Lebensform ist, wird uns irgendwann auch schmerzlich bewußt werden (müssen!).

Ein Wert über 50 bedeutet Energiefülle (subakutes bis akutes Geschehen, Allergie). Werte unter 50 sind ein Hinweis auf ein chronisches Geschehen.

Somit war es *Voll* gelungen, meßtechnisch etwas über den energetischen Zustand von Organen, Körperbereichen etc. auszusagen.

Die Bedeutung dieser Erkenntnis ist außerordentlich, weil der Medizin mit diesen neuen Meßmethoden eine hochinteressante Möglichkeit in die Hand gegeben wurde, etwas über den Gesundheits- bzw. Krankheitszustand von Organen auszusagen, lange bevor die klassische Medizin mit ihren relativ groben, z.T. invasiven Methoden überhaupt etwas feststellen konnte.

So manche als Befindlichkeitsstörung abgetane Beeinträchtigung erhielt somit einen realen energetischen Hintergrund.

Elektro-Akupunktur - Grundprinzip

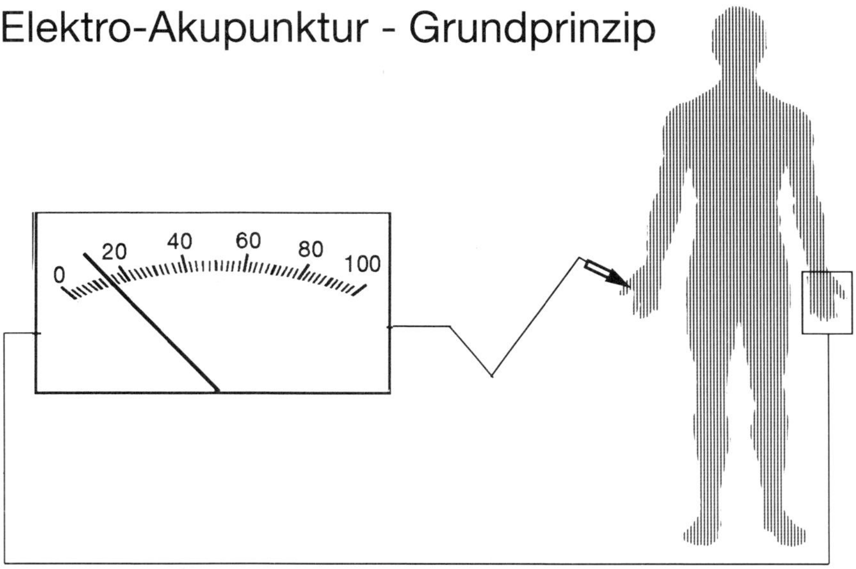

Hoher Widerstand - Niedrige Zeigerwerte

ABB 5

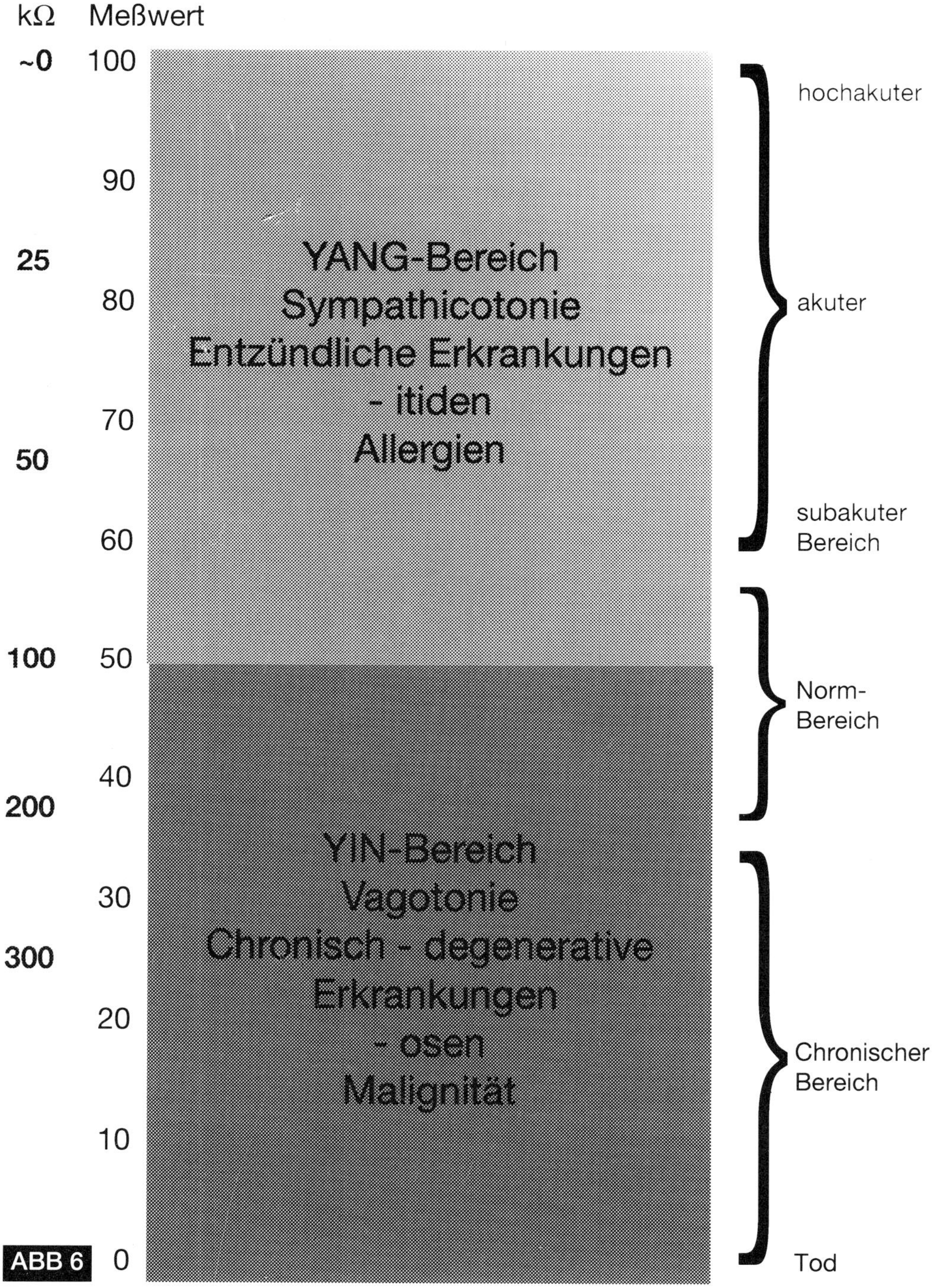
kΩ
Meßwert
~0
100
90
25
80
70
50
60
100
50
40
200
30
300
20
10
0
YANG-Bereich
Sympathicotonie
Entzündliche Erkrankungen
- itiden
Allergien
YIN-Bereich
Vagotonie
Chronisch - degenerative
Erkrankungen
- osen
Malignität
hochakuter
akuter
subakuter
Bereich
Norm-
Bereich
Chronischer
Bereich
Tod

ABB 6

Diese reine Punktwertmessung ist die eine Säule der Elektroakupunktur. Die zweite Säule ist der sog. Medikamenten-Test

Feinen energetischen „Störungen“ dürfte kaum mit den groben allopathischen Mitteln beizukommen sein, die mit ihrem Präfix „Anti“ normalerweise nichts anderes als ein „Erschlagen“ der Symptome bewirken.

Wer sich also der Elektroakupunktur, der Meßmethode feiner und feinster energetischen Veränderungen, bediente, griff bei seinen therapeutischen Denkansätzen konsequenterweise zur Krone der Heilmittel, der Homöopathie (ob Einzelmittel, Komplexmittel, Nosoden etc. ist hier von untergeordneter Bedeutung).

Die Frage des Mittels und ebenso die dem Zustand des Patienten zuträgliche Potenzierung mußte noch geklärt werden.

Da kam der berühmte Zufall, der ja nichts weiter ist als ein zeit-adäquates, schicksalsmäßig notwendiges Phänomen, *Voll* zu Hilfe.

Die Geburtsstunde des Medikamententests, der zweiten großen Säule der Elektroakupunktur, hatte damit geschlagen. Denn *Voll* beobachtete ein eigenartiges Verhalten bei den Akupunkturpunktmessungen.

Brachte man beim Messen eines Punktes, der pathologische Werte aufwies, bestimmte für diesen krankhaften Zustand des Patienten passende homöopathische oder phytotherapeutische Mittel in die Nähe oder in Kontakt mit ihm, so resultierte daraus ein merkwürdiges Ergebnis. Der Zeiger am Meßgerät tendierte in Richtung „Norm“-Wert.

Damit war ein neues Kapitel in der Heilkunde aufgeblättert.

Durch Einsetzen von Heilmitteln in eine sogenannte Medikamenten-Wabe (ein flacher Metall-Zylinder oder heute etwas ästhetischer als Plexiglas-Zylinder mit Metallboden, in den Aussparungen für die Aufnahme sogenannter Test-Ampullen gebohrt sind) kann somit prognostisch festgestellt werden, ob dieses Heilmittel für den jeweiligen Patienten individuell zum Zeitpunkt des Testes „paßt“.

Der Elektroakupunktur-Arzt oder -Zahnarzt kann also prüfen, ob aus einer Auswahl von mehreren Heilmitteln das Mittel x oder y oder z am besten „paßt“ und obendrein die benötigte Potenz des homöopathischen Mittels austesten.

Nun könnte sich natürlich in so manchem Gehirn folgende Idee einnisten: Wenn das so ist, dann müßte es doch möglich sein, jedem Patienten zu helfen und man könnte Krankheiten (was immer das sein mag) eindämmen.

Ganz so einfach, wie es sich anhört, ist es wiederum nicht. Das wäre auch zu schön, um wahr zu sein! Warum?

1. Der Mensch ist viel zu komplex, um alle Krankheiten mit ein paar Mitteln, auch wenn es homöopathische sind, heilen zu können. Vor allen Dingen, wenn diese Heilmittel gedankenlos wie Bonbons verabreicht und geschluckt werden, ohne sich in seinem psychischen und mentalen Milieu zu ändern.

2. Der Elektroakupunktur-Arzt braucht eine große Erfahrung und ebenso eine gute Intuition. Fällt ihm zum Zeitpunkt der Testung eine mögliche „Ursache" nicht ein, denkt er nicht an ein bestimmtes Heilmittel oder fehlt ihm die entsprechende Testampulle, so kann er dieses Mittel nicht prüfen und demzufolge nicht verordnen.

3. Um etwas konkreter zu werden: Hat ein Patient durch ein spezifisches Gift, z.B. Formaldehyd in furniertem Holz oder in bestimmten zahnärztlichen Mitteln zum Abtöten (Fachjargon: Devitalisieren) von Zähnen, eine Leberschädigung und der Arzt weiß nichts davon, so wird er das entsprechende Mittel nicht testen und u.U. dem Patienten nicht entscheidend helfen können.

4. Die Krankheiten werden immer komplexer, weil die Umwelt, die der Mensch selbst produziert, immer vielfältiger und undurchschaubarer wird. Der Patient sitzt quasi in einer Ansammlung von verschiedenen Müll-Schalen, um einmal ein plastisches Bild zu gebrauchen, und diese Hüllen gilt es Schicht für Schicht zu entfernen. Das erfordert Geduld, Ausdauer und Kooperation auf beiden Seiten. In unserer schnellebigen Zeit, in der jeder möglichst umgehend, wenn möglich gleich morgen, geheilt sein möchte, ergeben sich darum eine Unmenge an Schwierigkeiten.

Trotz dieser Wermutstropfen, die ich in die Spätlese der Euphorie gießen mußte, soll eines nicht verhehlt werden:

Mit dieser Methode ist bereits vielen Menschen geholfen worden, die anderswo als nicht therapierbar, als Spinner, als Psychopathen, oder mit ähnlichen liebevollen Bezeichnungen versehen, eingestuft worden sind. Die Gefahr bei diesen Klassifizierungen ist die Möglichkeit der Eigendynamik: Hört man diese Verlegenheitsdiagnosen immer wieder, glaubt man irgendwann selbst einmal daran.

Aus diesem Teufelskreis wird das Entrinnen immer schwerer.

Die Suche vieler Patienten und ebenso die zunehmende Aufgeschlossenheit der Ärzte machen jedoch Mut für die Zukunft.

Die Verfahren der Elektroakupunktur

Eine Initialzündung setzt immer eine Entwicklung in Gang. Stets gibt es Menschen, die über eine Methode reflektieren, Stärken und Schwächen analysieren und neue Wege beschreiten.

Die Methode von *Voll* macht da keine Ausnahme.

Um die Entwicklung bis zum vegetativen Reflextest (Vegatest) besser zu verstehen, wollen wir in Kurzform die verschiedenen Abkömmlinge der Voll'schen Methode betrachten und ihre Vor- und Nachteile herausarbeiten.

Elektroakupunktur nach *Voll* (EAP, EAV)

Für jedes Organ, Organteil, Nerv, Gefäß, Muskel etc. gibt es verschiedene spezifische Akupunkturpunkte, an denen der „energetische Zustand" des Körperteils gemessen werden kann.

Zugleich kann an anderen Punkten das energetische Wechselwirkungsspiel überprüft werden. Ein Beispiel zur Klärung: Beschwerden am rechten Hüftgelenk. Es gibt einen Meßpunkt für die Hüfte. Da nur eine einseitige Belastung vorliegt, erhebt sich die Frage: warum?

Daher Überprüfung anderer Organe, die mit der Hüfte energetisch korrelieren, z.B. Leber, Gallenblase, rechter oberer oder unterer Eckzahn und erster Prämolar.

Ein noch nicht erwähntes Phänomen ist der sogenannte Zeigerabfall. Bei einem „gesunden" Akupunkturpunkt bleibt der gemessene Wert beim Belassen der Spitze des Elektroakupunkturgriffels konstant.

Ein Abfallen der Werte von hohen auf niedrigere Werte ist in der EAP/EAV ein Hinweis auf das Vorliegen von deutlichen pathologischen Zuständen.

Vorteile

- Leicht erlernbare Punktmessung
- Für den Anfänger leichter nachvollziehbar

Nachteile

- Zuviele Punkte
- Hoher Druck am Akupunkturpunkt, der Punkt ermüdet
- Schmerzhaftes Empfinden bei vielen Punkten durch hohen Druck

Regulationstest nach Pflaum

Angeregt durch die Forschungsergebnisse *Pischingers*, der die immense Bedeutung des Bindegewebes als Hilfsorgan der Lebensfunktionen erkannte und vor allem auf die Wichtigkeit zur Reaktion /Regulation hinwies, entwickelte *Dr. Pflaum*/Schweinfurt den nach ihm benannten Regulationstest.

Seine These ist: Eine Einzelmessung an einem Akupunkturpunkt gibt uns zwar einen Hinweis auf den Status praesens, aber keinerlei Einblicke in die Fähigkeit des energetischen Systems, mit Reizen aus der Innen- und Umwelt

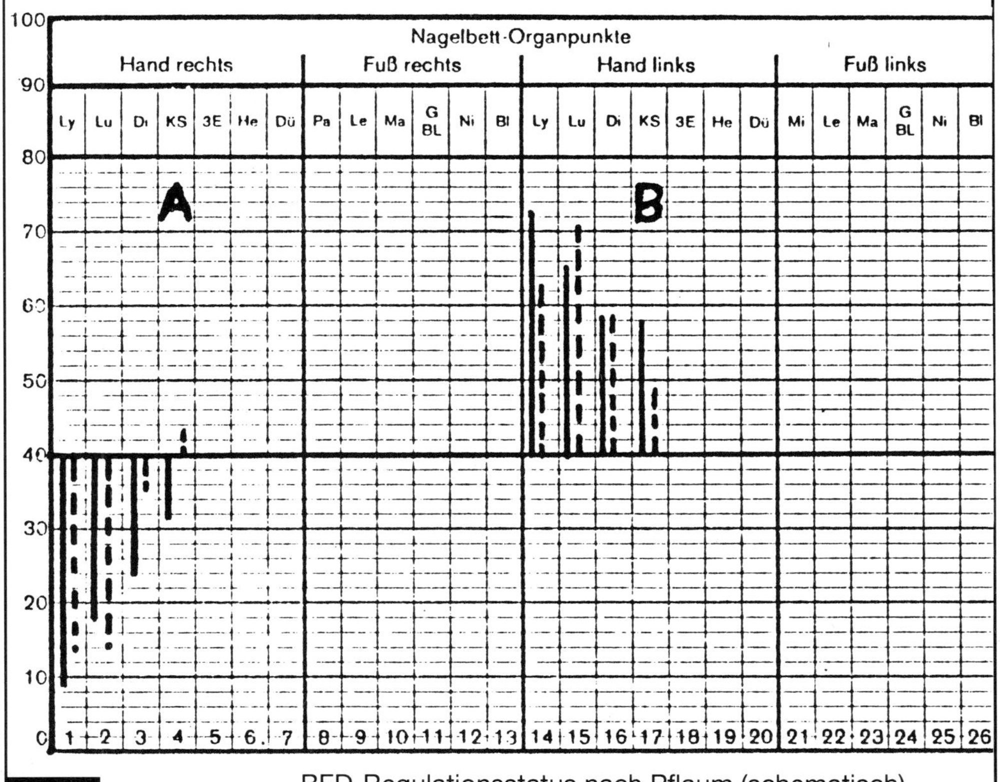

ABB 7 BFD-Regulationsstatus nach Pflaum (schematisch)

fertig zu werden. Diese Reize können vielschichtig sein, sie reichen von der Toxinbelastung endogener und exogener Natur über Bakterien/Viren bis zu emotional-psychischer Be-Ein-Druckung. Erst aus dieser Befähigung zur adäquaten Beantwortung kann die Potenz der vis vitalis, der Lebenskraft, beurteilt werden. Die Konsequenz war eine Zweimalmessung. Nach einem bestimmten Schema wurden eine Anzahl von wichtigen und aussagekräftigen Akupunkturpunkten durchgemessen und somit der augenblickliche Zustand ermittelt.

Nach einem Reiz (das kann eine Deodermografie sein, eine Kirlianfotografie, ein Einstich einer Injektion etc.) wird eine zweite Messung durchgeführt. Danach werden die beiden Werte miteinander verglichen. Im Zeitalter der Technik nimmt uns ein sogenannter Schritt-schreiber die Aufzeichnungen in Form von Balkengrafiken ab (Abb.7). Zur leichteren Unterscheidbarkeit stehen diverse Farben zur Verfügung. In meiner Praxis wurde früher die erste Messung in schwarz durchgeführt, denn schwarz ist ein Statement, eine Information, so wie die meisten Publikationserzeugnisse in schwarzem Druck erscheinen. Die Zweitmessung wurde in rot (so wie *Pflaum* es auch ursprünglich vorschlug) aufgezeichnet. Das ist konsequent aus der Farbsymbolik abgeleitet, in der rot stets die aggressive, reizende, aktive Farbe darstellt. Man denke nur an den Ausspruch: Der (oder die) ist ein rotes Tuch für mich.

Zur Beurteilung ist noch einiges erwähnenswert:

Der zweite Wert kann
a) höher
b) niedriger oder
c) gleich hoch
sein wie der Erstwert. Vereinfachend kann man sagen
a) Ein höherer Zweitwert ist der Hinweis auf die Potenz zur aktiven Reaktion/Regulation
b) ein tieferer Zweitwert läßt auf eine schwache Regulationskraft schließen
c) Therapeutisch von größtem Belang sind jedoch die unveränderten Werte, denn unter dieser Regulationsstarre verbirgt sich immer eine Unfähigkeit zur Beantwortung. Fast könnte man von einem energetisch "unlebendigen" Bereich sprechen.

Im Gegensatz zu der Elektroakupunktur nach *Voll*, die einen „Norm"-Wert 50 postuliert, geht die Messung nach *Pflaum*, auch als Bioelektronische Funktionsdiagnostik bekannt, von einem „Norm“-Wert 40 aus, der durch die verwendeten Silberelektroden (die EAV verwendet Messing) bedingt ist, was uns aber nicht weiter beschäftigen soll. *Pflaum* erkannte früh die Problematik eines „Norm“-Wertes und weitete daher diese begriffliche Enge zum „Norm“-Bereich aus.

Vorteil
- Leicht erlernbar
- Möglichkeit der Dokumentation und damit Vergleichbarkeit in Folgesitzungen
- Das Schwerpunktgeschehen läßt sich grafisch schnell ersehen

Nachteil
- Es müssen viele Punkte gemessen werden

Einige Ärzte erkannten relativ schnell die Schwierigkeiten, die beim Messen so vieler Punkte und vor allem mit dem Medikamententest an diesen vielen Punkten entstehen.

Etwas läßt sich mit Sicherheit konstatieren:

Die am leichtesten meßbaren Akupunkturpunkte sind die Nagelfalzpunkte an Händen und Füßen.

An den Händen speziell bedarf es keiner großen Umstände, der Patient braucht nichts ablegen und die Sitzhaltung von Arzt und Patient ist einigermaßen bequem.

Diese praktischen Erkenntnisse führten zu den sogenannten Einoder Zweipunkt-Meßverfahren. Bevor wir den vegetativen Reflextest (VRT) unter die Lupe nehmen, seien zwei andere Vertreter dieser Wenig-Punkt-Methode erläutert.

Elektroakupunktur nach Maschke (EAM)

Dr. Maschke ist ein Schüler von *Reckeweg* (Homöopathie) und *Voll* (EAP). Aus der Summation dieser Gebiete zog er seine Konsequenzen für eine, nämlich seine Methode. Verwirrt von der Punktevielfalt begann er nach Vereinfachungen zu suchen.

Um über ein Organ o.ä. eine Aussage treffen zu können, muß in der EAV der spezifische Punkt gesucht und gemessen werden.

Sieht man den Menschen jedoch als *ein* Wesen, so müßte sich im Sinn von wie oben so unten oder wie im Großen so im Kleinen der gesamte Mensch auch in jedem Punkt wiederfinden lassen. Führt man demzufolge an einem (oder zwei Punkten zur Sicherheit) verschiedene Potenzierungen eines Organpräparates vorbei, so gibt uns das „Ansprechen“ einer bestimmten Potenz eine diagnostische Aussage über den Zustand des Organs, d.h. der Organismus braucht dieses Mittel als Therapeutikum für seinen der Potenzierung entsprechenden Zustand des Organs. Spricht beispielsweise das Organpräparat Renes D3 an, erlaubt es uns die Diagnose: Chronische interstitielle Nephritis (einmal vereinfacht dargestellt).

Eine Vorschaltdiagnostik über Immunsystem, Herdbelastung und Endokrinum bringen mit den weiteren Organampullen und Nosoden ein relativ umfassendes energetisches Zustandsbild. *Maschke* mißt an den Punkten Dickdarm und Kreislauf 1 der rechten Hand. Kriterium für ihn ist der bereits erwähnte Zeiger-abfall: Der Zeigerstillstand bei zugeschaltetem Heilmittel ist der Indikator für das „Passen“ oder „Nichtpassen“.

Vorteil
- Ein- bzw. Zwei-Punkt-Meßverfahren
- Relativ schnelle Gesamtübersicht

Nachteil
- Zeigerabfall besonders bei niedrigen Werten schlecht beobachtbar
- Bei niedrigen Werten zu hoher Druck am Einzelpunkt
- Keine Literatur vorhanden

<u>Elektroakupunktur nach Vill</u>

Dr. Vill ist einer der erfahrensten Tester in Deutschland und zählt zu den ersten Schülern *Volls* (man muß stets aufpassen und die Vokale nicht vertauschen).

Sein Konzept lehnt sich an die Bioelektronische Funktionsdiagnostik (BFD) an und geht von einem „Norm“-Wert 40 aus. Vill mißt an den beiden Punkten Endokrinum 1 und Allergie 1 (siehe Abb. 8)

Jedes Mittel, das den pathologischen Wert in die Nähe des „Norm“-Wertes bringt, ist offensichtlich in seiner Spezifität und Potenzierung das für den Patienten geeignete Heilmittel.

Vill ist ebenso wie *Maschke* Internist und profitiert natürlich von einer immensen Erfahrung, die ihm bei der Vorauswahl der richtigen Mittel zu Hilfe kommt.

Ebenso wie bei *Maschke* wird in den seltensten Fällen nur ein Mittel eingesetzt, sondern fast immer ergibt es einen bunten „Heilmittelstrauß“ aus Organpräparaten, Nosoden, Mineralien und Einzel- oder Komplexhomöopathie.

Vorteil:
- Ein- bzw. Zwei-Punkt-Meßverfahren

Nachteil:

- Gesamtbild nicht so schnell überschaubar

Der Übersicht halber seien noch einmal die Eigenheiten der einzelnen Methoden in einer Tabelle zusammengefaßt, wobei das VEGATEST-Verfahren bereits als Vorgriff mit enthalten ist.

Um den Unterschied zwischen Vielpunktverfahren und Ein- bzw. Zweipunktverfahren deutlich zu machen, ist in der Abb. 9 noch einmal das Wesentliche grafisch vereinfacht dargestellt.

Damit soll die Beschreibung der einzelnen Verfahren ihren Abschluß finden. In dieser Kürze kann man jeder einzelnen Diagnose-Art nicht gerecht werden, ferner gibt es mit Sicherheit weitere Abwandlungen, die unerwähnt blieben. Vorrang hat in diesem Buch die Methode, die ich in meiner Praxis anwende und die uns fortan beschäftigen wird.

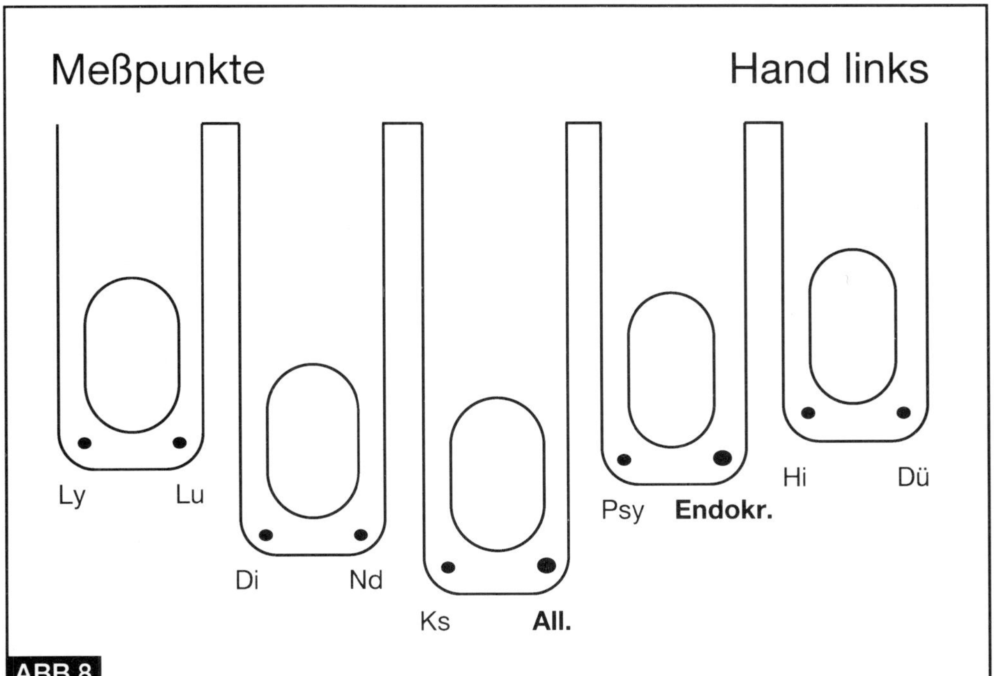

ABB 8

TABELLARISCHE ÜBERSICHT DER VERFAHREN

	EAV	BFD	VEGATEST
Elektroden	Messing	Silber	Silber
„Norm"-Wert	50	40	Mit TP-Regler: 100 S.E.
Meß verfahren	Messungen an spezifischen AP-Punkten (Organpunkte)	Messung an spezifischen AP-Punkten (Organpunkte)	Organmittel etc. werden am Einzelpunkt gemessen
Meßpunkte	Vielpunkt-verfahren	Vielpunkt-verfahren	Einzelpunkt verfahren
Meßdruck	Hoch (bis ~ 750 p)	Niedrig (~ 150 - 250 p)	Niedrig (~ 150 - 200 p)
Zeigerabfall	Bewertung	Keine Bewertung, da Regulationstest	Keine Bewertung
Dokumen-tation	Möglich	Möglich	z. Z. nicht möglich
Testpunkt-regler	–	Nachrüstbar	Eingebaut
Heilmittel-test	HT an den spezifi-schen AP-Punkten (Organpunkte)	HT an den spezifi-schen AP-Punkten (Organpunkte)	HT an einem Punkt
Besonder-heiten	An Computer anzukoppeln	An Decoder ankop-pelbar (BFD-Status nach Pflaum)	a) Vortestsätze b) Filterverfahren

AP = AKUPUNKTURPUNKTE / HT = HEILMITTELTEST / TP = TESTPUNKTREGLER

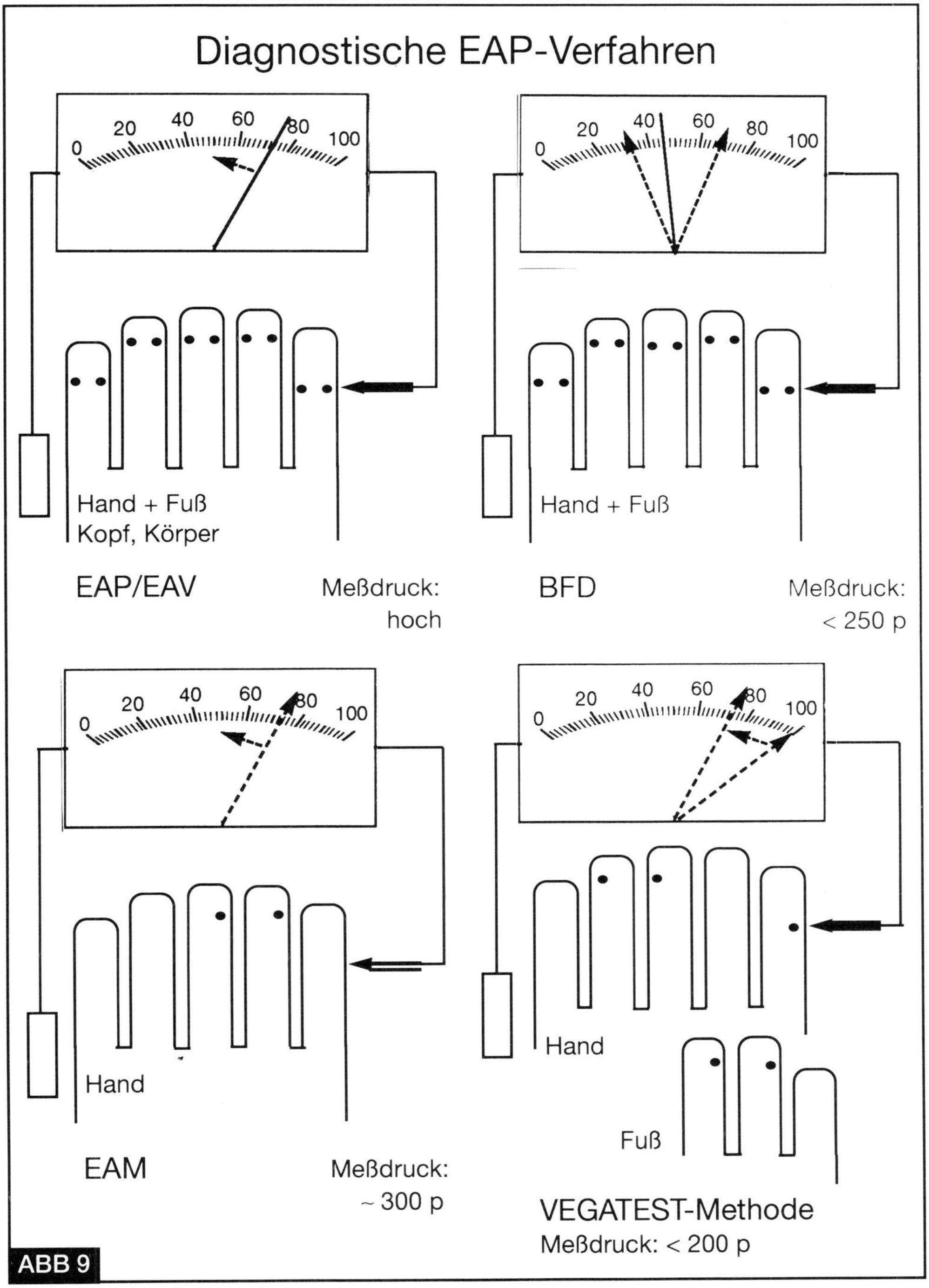
Diagnostische EAP-Verfahren
Hand + Fuß
Kopf, Körper
EAP/EAV
Meßdruck:
hoch
Hand + Fuß
BFD
Meßdruck:
< 250 p
Hand
EAM
Meßdruck:
~ 300 p
Hand
Fuß
VEGATEST-Methode
Meßdruck: < 200 p

ABB 9

Der vegetative Reflextest (VRT-VEGATEST)

Testpunktregler

Das VEGATEST-Verfahren ist im Grunde ein Abkömmling der Bioelektronischen Funktionsdiagnostik. Es bedient sich der Silberelektroden und hat somit ebenfalls den Normwert 40.

Bei der Messung müssen wir zwei Dinge unterscheiden

a) Diagnose

b) Heilmittelprognostik

Da es sich um ein Ein-Punkt-Verfahren handelt (s. später), müssen, wie bereits bei den vorhergehenden Testmethoden, die Testampullen zur Diagnosefindung am Punkt vorbeigeführt werden (s. auch Abb. 9). Daraus ergibt sich: Diejenige Potenz eines Organpräparates beinhaltet somit die diagnostische Aussage über das Organ, die den Zeigerwert in die Nähe oder auf 40 bringt.

Gerade bei den am schwersten Betroffenen, den chronisch Kranken, sind die Werte häufig derart gering, daß Zeigerveränderungen kaum oder nur schwer feststellbar sind.

Dr. Dr. H.W. Schimmel kam dabei auf eine geniale Idee.

Mit elektronischer Hilfe läßt sich der am Testpunkt gemessene Wert auf einen höheren Wert aufspreizen. Damit werden alle Reaktionen des Zeigers prozentual und relativ gesehen, sichtbarer und deutlicher.

Die meisten Tester spreizen den Wert auf 100 - den Höchstwert - auf.

War vorher die Zeigerveränderung nur 5 Teilstriche, so können es jetzt vielleicht 15 Teilstriche sein, und die sind wesentlich besser erkennbar.

Jetzt kommt einer der entscheidenden Unterschiede zu den bisherigen Verfahren. Lag vorher der Ausgangswert eines Akupunkturpunktes unter, im oder über dem „Norm“-Wert, so gibt es nach dem Aufspreizen des Punktes nur noch einen Wert, nämlich 100.

Bringt man nun verschiedene Testampullen in den Meßkreis, so gibt es nur zwei Aussagen:

Entweder der Zeiger geht wieder auf 100 oder er erreicht diesen Wert nicht mehr.
Es ist ein Schwarz-Weiß-Spiel, ja oder nein.

Das Erreichen des Wertes 100 heißt:

Diese Testampulle hat keine Auswirkung auf die Testperson
Die Wirkung ist indifferent

Das Nicht-Erreichen des Wertes 100 heißt:

Diese Testampulle hat eine Auswirkung auf die Testperson
Die Wirkung ist gegeben.

Wie ich in meinen Kursen immer wieder sehe, ist an dieser Stelle am häufigsten eine Art Verständnis-Blockade vorhanden.

Eine Wiederholung in anderen Worten soll diese Basis-Aussage noch einmal klar werden lassen.

Im VEGATEST gibt es nur zwei Aussagen:

Hat Wirkung oder hat keine Wirkung!

Ja oder nein!

Dieses Ja, dieses „Hat-Wirkung" kann noch etwas differenzierter gesehen werden.

Je weiter der Zeiger von 100 ent-

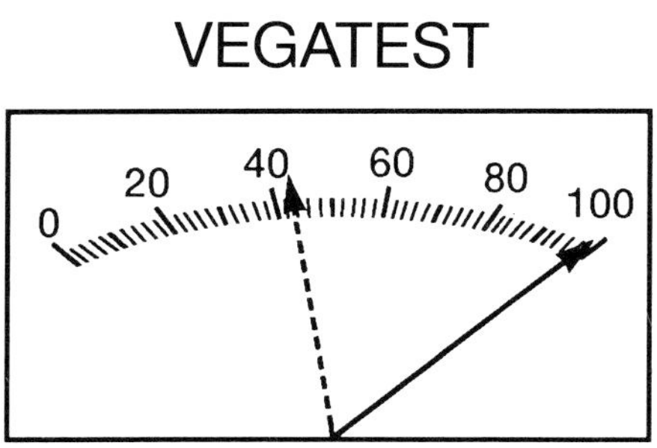

Mit dem Testpunktregler wird der zuvor kleine Wert „aufgespreizt". Die Zeigerbewegungen sind nun besser beobachtbar und damit aussagekräftiger.
*** Kleine Zeigerbewegung >> Testpunktreglerspreizung >> große Zeigerbewegung

ABB 10

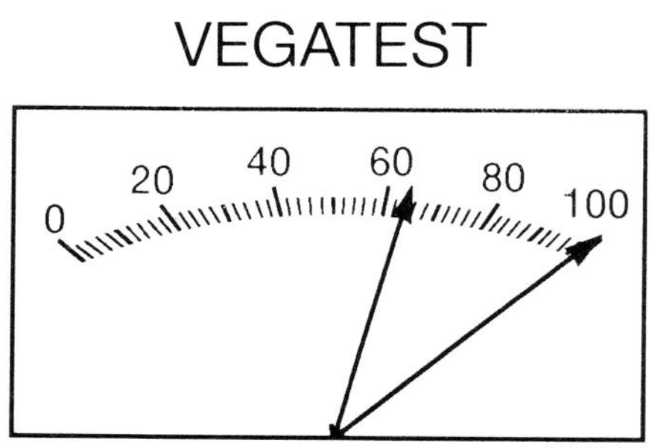

Beim Testen gilt:

Zeiger geht nicht auf 100 zurück
= Ja (hat Wirkung)

Zeiger geht auf 100 zurück
= Nein (hat keine Wirkung, indifferent)

ABB 11

fernt ist, desto stärker ist die Aussage, desto größer ist die Wirkung.

An dieser Stelle kommt gleich die nächste Verständnis-Stolperfalle.

Wir müssen doch unterscheiden zwischen einer positiven Wirkung (z.B. eines Homöopathikums) und einer negativen Wirkung (z.B. eines Giftes oder Allopathikums).

Um die Angelegenheit zu diesem Zeitpunkt noch nicht allzusehr zu verwirren, sind vorab folgende Deutungen angebracht.

In der Regel wird ein Homöopathikum eine positive Wirkung haben.Das Gift hat zumeist eine negative Wirkung.

Das möge an dieser Stelle erst einmal genügen, da der Vorgang des eindeutigeren Abklärens, des Filterns, in einem gesonderten Kapitel folgen wird.

Werfen Sie, bevor Sie weiterlesen, noch einen Blick auf die beiden Ilustrationen zu dem abgehandelten Thema (Abb. 10 und 11).

Meßpunkte

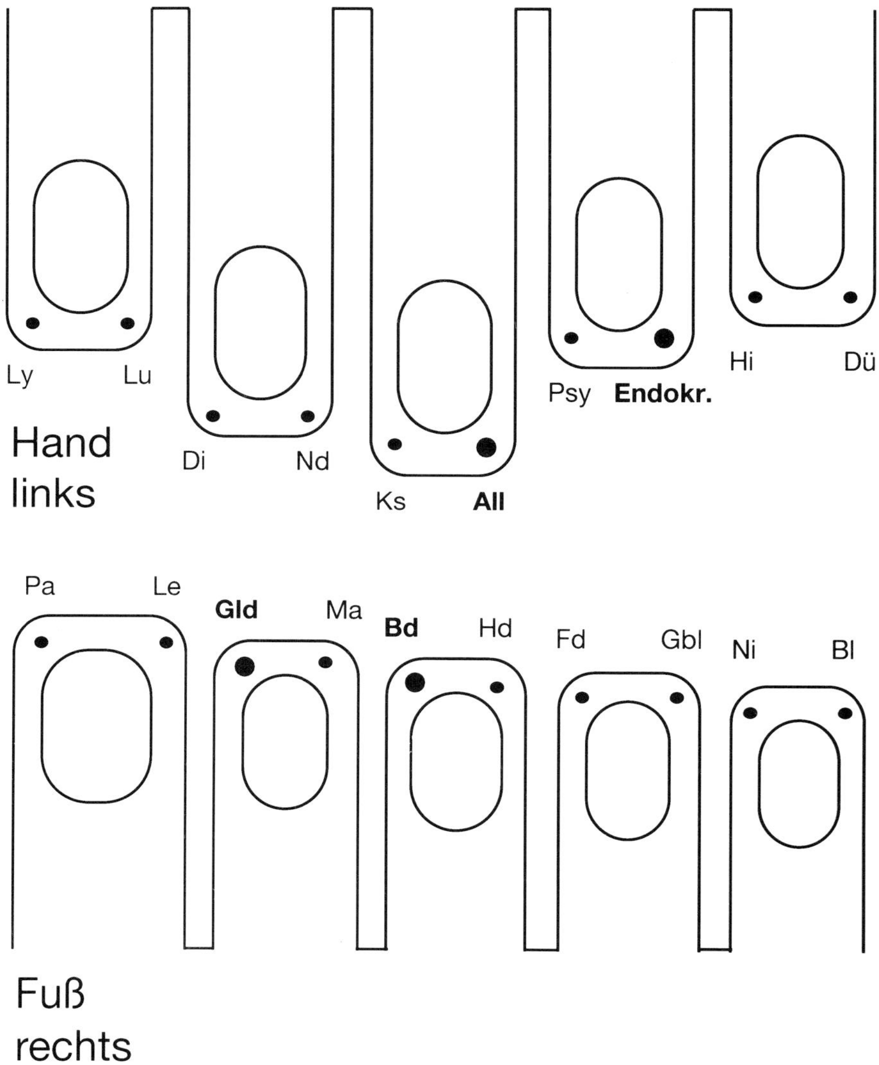

An den Händen	Allergie 1
	Endokrinium 1
An den Füßen	Bindegewebige Degeneration 1
	Gelenkdegeneration 1

ABB 12

Die Auswahl des Testpunktes

Im Sinne der holistischen (ganzheitlichen) Betrachtungsweise repräsentiert sich der Mensch in gewissem Sinne in jedem Punkt, denn jeder Punkt ist ein Teil der untereinander vernetzten Resonanzketten.

Zur bequemen und vor allem deutlichen Messung bieten sich die Nagelfalzpunkte an Händen und Füßen an. Da die meisten Tester Rechtshänder sind, wird man die linke Hand (den linken Fuß) zum Testen nehmen, während der Patient die passive Elektrode in der rechten Hand hält.

Je nach Tester werden folgende Punkte verwendet:

An den Händen:
1. Allergiepunkt 1
2. Endokrinium 1

An den Füßen:
1. Bindegewebige Degeneration
2. Gelenkdegeneration

Auffällig daran ist, daß drei Punkte davon nicht auf den klassischen Akupunkt-Meridianen liegen, sondern auf den von *Voll* und Mitarbeitern gefundenen.

Es bedarf wohl einer Erläuterung, warum gerade diese Punkte den gesamten Menschen besonders gut repräsentieren (die Punkte Endokrinium 1 und Allergie 1 werden übrigens von *Vill* ebenfalls verwandt).

Endokrinium 1

Das hormonelle Geschehen ist die oberste Steuerungsinstanz des Organismus. Aus der Chakra-Lehre der indischen Medizin-Philosophie wissen wir um den Zusammenhang zwischen den sieben Chakras, unsichtbaren Energiewirbeln am Menschen, und den sieben endokrinen Drüsen. Jedem Chakra entspricht eine Hormondrüse. Ich nenne daher die endokrinen Drüsen die ersten korporalen Repräsentanten immaterieller „Strukturen“ oder auch die erste materielle Manifestation unsichtbarer Energiezentren. Über die Verbindung Hypophyse-Hypothalamus wird zudem die Psyche und die äußere Eindruckswelt mit in dieses Wirkungsgeflecht eingebunden.

Daher hat das Endokrinium und folgerichtig der Punkt Endokrinium 1 eine übergeordnete Bedeutung. Meßergebnisse an diesem Punkt sind wichtige Aussagen über das Individuum.

Allergie 1

Nach Clemens v. Pirquet ist eine Allergie eine erworbene, spezifische, veränderte Reaktionsfähigkeit des Körpergewebes auf bestimmte Substanzen.

Eine Allergie ist demzufolge immer eine Reaktion, die den gesamten Körper betrifft, nicht nur eine Hand oder das Gesicht oder den Rücken.

Bindegewebige Degeneration 1

Die Forschungsergebnisse *Pischingers* vermittelten uns die Erkenntnis von der Vernetzung des gesamten Bindegewebes zu einem Organ, das auf Reize in seiner Gesamtheit reagiert. Ein „Organ“ also, das die ubiquitäre, nutritive, hormonelle, nervale „Anbindung“ der Parenchymzellen gewährleistet, ist daher zur Aussage und Beantwortung geradezu prädestiniert.

Gelenkdegeneration 1

Evolution bedeutet Anpassungsfähigkeit und damit Beweglichkeit, sowohl körperlich als auch geistig.

So banal Gelenke erst einmal sein mögen (meistens schenken wir ihnen keine Beachtung!), aus einer höheren Warte betrachtet sind sie ein Symbol für die Beweglichkeit des Menschen in jeder Hinsicht und damit seiner Vitalität. Er ist wendig, behende, agil, flexibel. Schmerzende, knarrende, krachende, starre oder gar künstliche Gelenke lassen nur die Schlußfolgerung zu, daß Sand im Getriebe seiner Beweglichkeit liegt.

Geräte für den vegetativen Reflextest (VRT-VEGATEST)

Ohne Geräte geht es (leider) nicht. Zwar werden von anderen Diagnose-Verfahren die für das VEGATEST-Verfahren entwickelten Testampullen häufig okkupiert und imitiert, viele Besonderheiten des Vegatest-Systems lassen sich aber nicht kopieren oder in andere Methoden transferieren. Es sind Anlehnungen, Zwitter oder Versuche, um es einmal drastisch zu formulieren, in Paddelboote gut funktionierende Schiffsmotoren einzubauen.
Es ist und bleibt ein Kompromiß.

Welche Anforderungen sind an ein für diese Methode geeignetes Gerät zu stellen?

1. Natürlich muß es für die Elektroakupunktur geeignet sein
2. Silberelektroden
3. Testpunktregler
4. Schnell bewegliche Zeiger, schnelles Ansprechen
5. Akkustische Kopplung mit dem Zeiger, d.h. der Tongenerator und die Höhe des Zeigers müssen gekoppelt und für den Tester gut hörbar sein
6. Kleiner, handlicher Testgriffel

Viele Geräte haben eine Möglichkeit des Aufspreizens der Skala mit einem Testpunktregler, aber es sind zwei Nachteile vorhanden

a) Die Skala ist zu gedehnt, die Zeigerwege zu lang. Längere und umfangreichere Tests ermüden dann zu stark
b) Tongenerator und Zeiger werden beim Umstellen nicht automatisch einander angepaßt, so daß das Testen mittels Gehör entfällt.

Nach meinen Erfahrungen existieren zur Zeit drei Geräte, mit denen sich der vegetative Reflextest durchführen läßt.

<u>1. Das eigentliche VEGATEST-Gerät</u>

Es gibt mehrere Typen. Für den Arzt/Zahnarzt/Heilpraktiker o.ä., der nur testen möchte, reicht die einfache Ausführung völlig aus, die zudem den Vorteil eines guten

Preis-Leistungs-Verhältnisses hat.

Bei weitergehenden Ansprüchen z.B. Zahnreizstromtest, Kippschwingungen u.ä. sollte man zum Vegatest II greifen.

Das Grundprinzip ist immer gleich:

Ein Elektroakupunkturgerät, integrierte Meßwabe für Testampullen und neuerdings eine kleine schalenartige Vertiefung zum Testen von Tabletten, Nahrungsmitteln oder Materialien. Ein Steckkontakt an der linken Seite ermöglicht den Anschluß von Zubehör (s. später).

Für die Reise oder den Hausbesuch ist ein kleines Mini-Testgerät lieferbar. Am besten läßt man sich von der Firma Literatur und Prospekte zusenden.

2. Mora-Super-Gerät

Einen völlig neuen Weg ging die Firma Med-Tronik mit ihrem Zwei-Kanal-Therapiegerät, dem Mora-Super. Eine Therapie sollte immer eine Diagnose als Voraussetzung haben. Demzufolge enthält das Mora-Super ein komplettes Elektroakupunkturgerät, das wahlweise (wie das VEGATEST-Gerät) mit Messing- oder mit Silberelektroden betrieben werden kann. Die Elektronik nimmt nunmehr dem Tester die Mühe des Aufspreizens ab, die manuelle Testpunktregelung auf 100 entfällt. Nach dem Messen des Testpunktes errechnet der Computer die Differenz zu 100 und spreizt den Wert automatisch auf 100 auf, sofern der Primärwert über 30 und bei neuen Ausführungen über 20 liegt.

ABB. 13 VEGATEST II

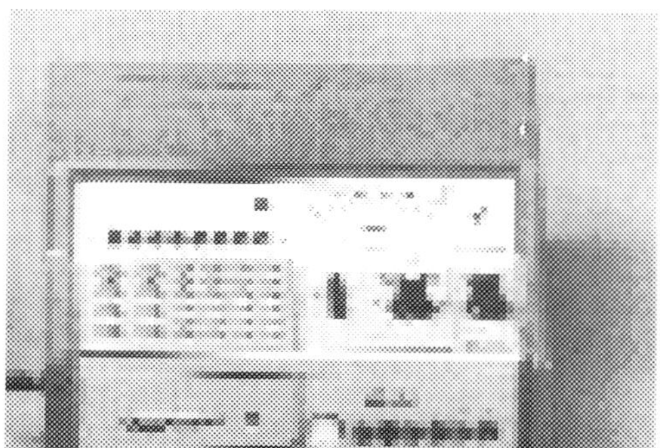
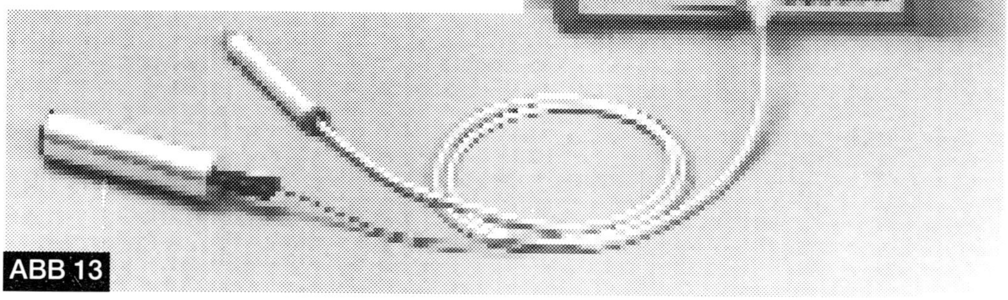

ABB 13

Die weiteren Meßvorgänge sind dann analog den normalen, uncomputerisierten Geräten.

Der Vorteil dieser Methode ist, daß man den Diagnose-Griffel zum Therapie-Griffel wandeln kann, indem das Gerät auf Therapie umgestellt wird. Sämtliche Einstellungen und Werte sind auf einem großen Display (LCD) sichtbar, so daß lästiges Hin- und Herfahren mit dem Cursor entfällt.

Beide Geräte haben einen eingebauten Akku, die Messung kann bei Akku-Entleerung sofort auf Netzbetrieb umgestellt werden, bis die Ladung wieder ausreicht.

Die Meßgriffelspitze

Der Tester hat die Wahl zwischen (zum Glück nur) zwei Meßgriffeln und zwar
a) einem mit feststehender Spitze und
b) einem Druckmeßgriffel

Die feststehende Spitze erlaubt keinerlei Anzeige des ausgeübten Druckes. Sie ist wahrscheinlich sowohl eine Konzession an die „Überläufer" von der Elektroakupunktur nach Voll (EAV) oder dient dem Erfahrenen, der sich im Laufe einer langen Testzeit genügend Routine und Fingerspitzengefühl angeeignet hat.

Mit dem Druckmeßgriffel ist, wie der Name bereits sagt, über eine in die Spitze eingearbeitete Feder, auf die der ausgeübte Druck übertragen wird, der Druck ersehbar. Eine in Griffel und im Gerät eingebaute grüne Warnlampe ist beim Aufleuchten der Indikator für das Überschreiten des zulässigen Drucks von 150 - 200 pond.

3. Theratest mini

Die Firma Jahnke hat ein Gerät auf den Markt gebracht, das im Modulsystem je nach Bedarf erweitert werden kann.

Dieses Gerät ist ebenfalls wahlweise mit einem Testpunktregler ausgestattet, so daß der Tester neben der normalen BFD-Messung auch die VEGATEST-Messung durchführen kann.

Wer sich ausgiebiger mit den Geräten befassen möchte, sei auf die Literatur am Ende des Buches verwiesen, bzw. möge von den Firmen weiterführende Schriften anfordern.

Nützliches Zubehör

Auch in der Elektroakupunktur sollte man sich einer Art Ergonomie bedienen. Je leichter die Testung in einen Praxisalltag eingebaut werden kann, je übersichtlicher und geordneter das Drumherum ist, desto eher wird man die Anfangshürde überwinden, die jeder Integration einer neuen Methode in ein bereits bestehendes Routinedenken natürlicherweise vorgeschaltet ist.

Eines der ersten Probleme, die auftauchen, ist das Aufbewahren der Testampullen. Im Normalfall beginnt man mit einer Hilfskraft, die die Ampullen aus ihren Kästchen in die Wabe stellt und zurücksortiert. Das erfordert viel Aufmerksamkeit seitens der jungen Dame, sonst nämlich gibt es schnell Verwirrung in der notwendigen Ordnung. Für die Standardfrage der Erstuntersuchung, die in der Regel nach einem bestimmten Schema abläuft, haben sich sogenannte Medikamententest-Kästen bewährt, in denen sich die Grundtestampullen befinden und je nach Fabrikat eine schnelle Abfrage gewährleisten. Die beiden gebräuchlichsten werden in der Folge vorgestellt.

1. VEGAMEDITEST 704

Dieses Gerät besitzt 78 Röhrchen für jeweils eine Testampulle, die in einem relativ kompaktem Gehäuse untergebracht sind. Mit dem Herunterdrücken von Steckern oder Stöpseln können die jeweiligen Mittel in den Testkreis eingeschaltet werden und die Re-

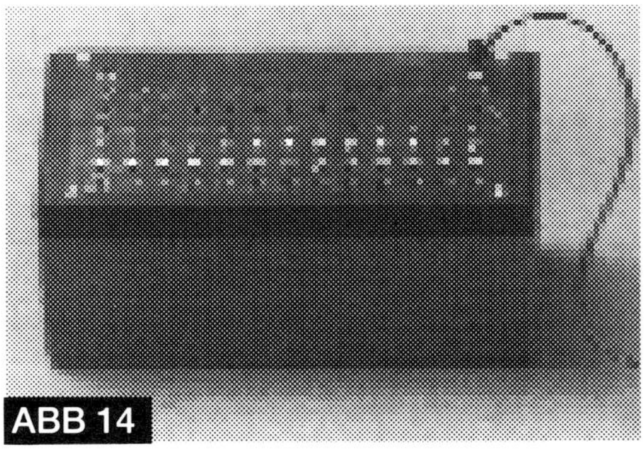

ABB 14

aktion des Probanden am Gerät abgelesen werden.

Die Anordnung erfolgt in 13 Reihen zu 6 Röhrchen.

Es gibt silberne und schwarze Stecker, so daß eine optische Vorsortierung möglich ist, z.B. in Organpräpate und Nosoden. Eine weitere Differenzierung ist durch Codierungsringe möglich, wie sie in der Zahnmedizin vielfach zum Markieren der Instrumente für die verschiedenen Sprechzimmer eingesetzt werden. Somit ist ein schneller Überblick gegeben.

Vorteil: Klein, platzsparend, preiswert

Nachteil: Keine Beschriftung möglich, es müssen besonders bei mehreren Testkästen Übersichtspläne bereit liegen.

2. Multiselector 144 (Firma Schölderle)

In diesem Testkasten wurde ein anderer Weg beschritten, um die insgesamt 144 Röhrchen in den

Meßkreis einzubringen. Diese Ampullenbehälter sind in ein „Netz“ von Messingstäben eingelassen. Durch Hochheben und Drehen um 90 Grad wird ein Stift, der an das Röhrchen angelötet ist, mit einer Schiene in Kontakt gebracht. Nunmehr ist die Ampulle „eingeblendet“.

Durch Sammelknöpfe kann eine gesamte Reihe von 12 Ampullen zugeschaltet werden. Dieses hat jedoch nur Sinn, wenn nicht gegensätzliche Ampullen, die nach dem entweder-oder-Prinzip einander ausschließen, darin enthalten sind.

Vorteile: - Die Röhrchen bieten ausreichend Platz, um auf der Kappe eine Beschriftung anzubringen (verschiedenfarbige runde Aufkleber sind im Handel erhältlich) Somit: gute visuelle Übersicht.

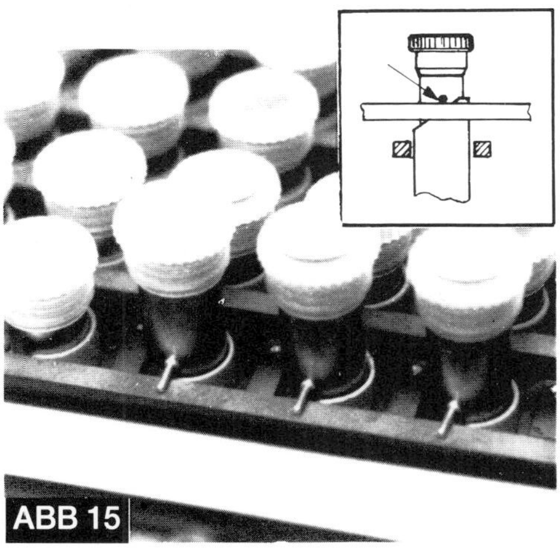

ABB 15

- Für den relativ hohen Arbeitsaufwand relativ preisgünstig.

Nachteil:

- Etwas voluminöser, daher mehr Platz notwendig.

3. Ampullenabgreifer

Arbeitet man mit einer Hilfsperson, so hat das den Vorteil mittels eines Ampullenabgreifers (Firma Vega) die einzelnen Testampullen in ihren Schachteln/Kästen zu testen, ohne sie jeweils herausnehmen zu müssen. Mit einer eingespielten Helferin kann man die Testzeiten erheblich reduzieren. Der Ampullenabgreifer wird mit einem Kabel in die Buchse eingesteckt, die linksseitig am VEGATEST-Gerät angebracht ist. Hier werden ebenfalls die Testkästen zugeschaltet.

4. Sonstige Testhilfen

Die Firma Jahnke liefert einen dreieckigen Abtaster, der die Län-

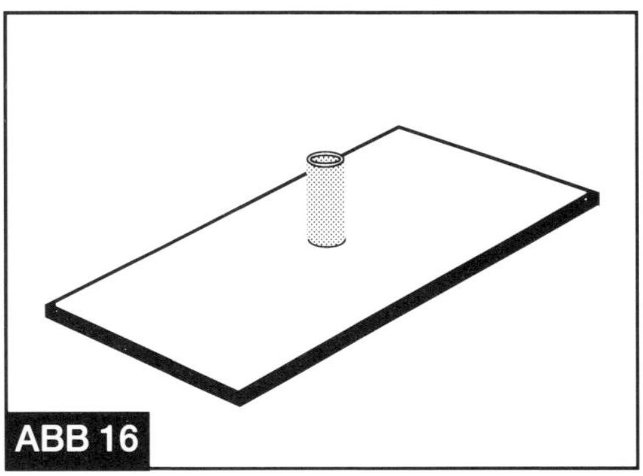

ABB 16

ge einer Ampullenschachtel hat. Das erlaubt eine Schnell-Vorsondierung, ob sich unter mehreren Ampullen (sowohl verschiedene Potenzen eines Heilmittels als auch diverse unterschiedliche Mittel) gegebenenfalls ein „passendes" Mittel befindet.

Einen sehr stabilen Ampullenschachtelabgreifer hat nunmehr auch die Fa. Vega im Programm, ebenfalls abgestimmt auf die Länge der Ampullenschachteln der Firmen Wala und Staufen.

Das „Ambiente“ eines Testplatzes

Das VEGATEST-Verfahren ist eine Testmethode, die eine außerordentlich hohe Konzentration erfordert. Das bedeutet:

1. Jegliche Unruhe durch Telefon, herumlaufendes Personal, ständiges Nachfragen ist einem befriedigenden Ergebnis nicht dienlich, da die konzentrative Bündelung des Testers auf den Patienten ständig unterbrochen wird.

2. Es hat sich bewährt, bei einer Zweigleisigkeit des Arztes/Zahnarztes (d.h. normale (Zahn)Medizin und Testungen) für diese Tests einen Extraraum zur Verfügung zu haben.

3. Um die Testergebnisse nicht zu verfälschen, sollten ferner folgende Voraussetzungen erfüllt sein:

a) Der Testplatz sollte nicht neben starken Elektrogeräten lokalisiert sein, da die elektromagnetischen Felder den Tester und auch den Patienten während der Untersuchung beeinflussen können.

b) Der Platz sollte tunlichst frei von sogenannten geopathogenen Störfeldern sein.

Zwar haben die beiden folgenden Punkte mit dem eigentlichen Testplatz nichts zu tun, sind aber einer Erwähnung wert.

4. Bremsen Sie Patienten mit einer „Logorrhoe“ in deren ungehemmtem verbalen Entfaltungsdrang. Eine Testung ist kein Kaffeeplausch oder Stammtisch.

5. Halten Sie sich frei (wenn immer möglich) von überbesorgten Anverwandten (z.B. Müttern) oder Ehepartnern.

Sie werden beim Testen nur abgelenkt und zudem wird das häufig notwendige Zwiegespräch durch einen Dritten nur beeinträchtigt. Sie kommen an manch wichtige Information nicht heran.

Last not least ein persönlicher Tip:

Eine nette ansprechende Umgebung, ein kleiner Blumenstrauß

oder ein harmonisches Bild machen auch Ihnen als Tester Ihren Arbeitsplatz sympathischer und vermögen Ihnen beim nicht immer leichten Zugang zum Patienten helfen.

Gestaltung des Testplatzes

Die erforderliche Konzentration des Testers ist mit der arbeitsphysiologischen Gestaltung des Testplatzes eng verknüpft. Ständiges Verdrehen des Körpers sowie gekrümmtes Sitzen dürften keineswegs dem Wohlbefinden des Therapeuten dienen.

Die Therapeut-Patient-Position kann prinzipiell in zwei Möglichkeiten unterteilt werden:

Methode A: Patient hoch - Therapeut tief

Methode B: Patient-Therapeut gleiche Höhe

Die Methode A wird von den Testern, die an den Fußpunkten testen, bevorzugt werden. Ideal ist für diese Zwecke ein Zahnarzt-Behandlungsstuhl, der die Möglichkeit der Höhenverstellung ohnehin eingebaut hat. Ob man dazu einen alten Ölpumpstuhl (*Dr. Nolte*, Freiburg) oder einen etwas luxuriöseren Sessel mit elektrischer Höhenverstellung (*Dr. Dr. H. W. Schimmel*, Ottersweier) verwendet, ist von sekundärer Bedeutung. Wichtig allein ist: Man muß sich nicht zum Fuß des Patienten herunterbücken bzw. der Patient braucht nicht verkrampft die Füße anzuheben.

Die Methode B läßt zwei Möglichkeiten offen. Entweder sitzt man parallel zum Patienten oder dem Probanden gegenüber.

Ich persönlich bevorzuge die letztere Arbeitsweise.

Begonnen habe ich, indem mir der Patient seine Hand auf eine

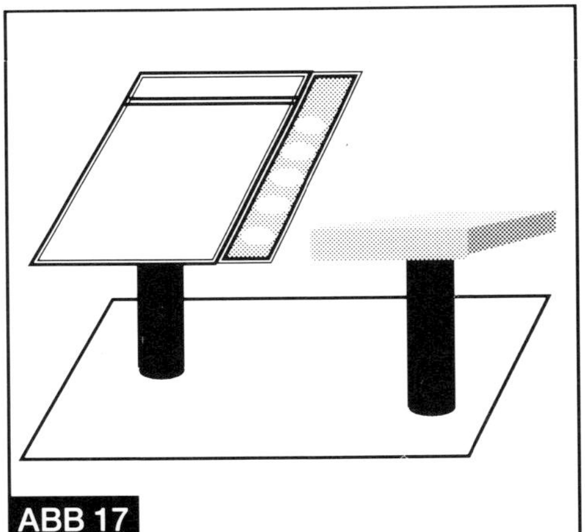

ABB 17

Unterlage legte, die auf meinem rechten Knie positioniert war. Das macht jedoch unbeweglich, da man den Patienten bei Bewegungen bitten muß, die Hand hochzuheben.

Ein Teststativ der Firma Schölderle, Andechs, war dazu der lang gesuchte Ausweg aus diesem Dilemma. Es vereint in geradezu verblüffend einfacher Weise eine Handauflage (gepolsterter Stoff, waschbar) und ein Notizen-Klemmbrett DIN A 4.

Somit ist man in der Lage, ohne Personal (das ja heute immer teurer, aber auch immer unqualifizierter wird) zu arbeiten.

Die Testkästen umfassen nur 144 bzw. 78 Ampullen. Das mag für eine relativ grobe Diagnose ausreichen, keinesfalls aber für die Auswahl der zu verordnenden Heilmittel.

Dafür ist zusätzlich ein Schrank mit ausziehbaren Schubladen nötig. Die Größe und Höhe eines derartigen Medikamentenampullenschrankes ist von der selbst gesteckten Bandbreite abhängig. In jedem Fall sollte man, falls man einen derartigen Schrank beim Tischler/Schreiner anfertigen läßt, für die Schubladenhöhe die Größe der Ampullenschachteln der Firmen Wala oder Staufen-Pharma als Richtmaß ansetzen.

Und noch ein wichtiger Tip: Diese Schubladen müssen auf Rollen laufen und somit ohne Kraftaufwand mit dem kleinen Finger bedienbar sein. Eine Endarretierung der herausgezogenen Schublade versteht sich von selbst. Alles andere ist halbherzige Interimslösung. Falsche Sparsamkeit an diesen wichtigen Utensilien ist eine Beeinträchtigung des täglichen Praxis-Komforts.

Vorbereitung zur Testung

Vor der eigentlichen Messung werden bestimmte Akupunkturpunkte mit dem piezoelektrischen Impulser PM 2000/2002 dreimal kurz „behandelt“. Für diese Aktivierung haben sich die beiden Punkte Lymphe rechts und links bewährt.

Der Grund für diese Vorbehandlung liegt in einer Aktivierung des Grundsystems nach *Pischinger*.

Das lymphatische Gewebe ist ein wichtiger Bestandteil dieses im gesamten Körper vorkommenden Grundgewebes oder weichen Bindegewebes.

Somit wird ein Reiz auf einen der Teile dieses Systems, in das die Versorgung der Parenchym-Zellen in nutritiver, hormoneller und nervaler Hinsicht eng eingebunden ist, das Gesamtgebilde Grundsystem reizen und aktivieren.

Nebenbei ist auch die Zahnpulpa ein wesentlicher Bestandteil des Pischinger'schen Grundsystems und demzufolge sind Irritationen an einem Zahn mit noch lebender Pulpa immer eine Belastung, eine Art Dauerreiz für den ganzen Körper.

Die nachfolgenden Messungen werden somit nicht an einem „unaktiven“ Menschen vorgenommen, sondern an einem Patienten, der durch diese Impuls-„Reizung“ zu einer Art neurovegetativ-energetischer Antwort gezwungen wird. Er ist in einem Zustand einer gehobenen bioenergetischen Aufmerksamkeit.

Ein Vergleich möge die Situation weiter erhellen: In einer Schulklasse doziert der Lehrer resignierend vor einer unaufmerksamen oder anderweitig orientieren Schülerschaft daher.

Ein plötzliches In-die-Hände-Klatschen wird schlagartig, falls die Schüler nicht gänzlich durch Megalautstärke ihrer Stereoanlage abgestumpft oder durch ein Disco-Abonnement gehörgeschädigt sind, die Aufmerksamkeit erhöhen.

Der Organismus wird sich in dieser bioenergetischen „Fragestunde“ besser decouvrieren, die Werte sind in der Regel stabiler und die darauf folgende Heilmittelprüfung wird befriedigender ausfallen.

Für den Zahnarzt ist ein Faktum von nicht zu unterschätzender Bedeutung:

Sämtliche Zähne liegen auf dem Lymphmeridian. Diesbezügliche „Fragen“ erhalten eine bündigere „Antwort“, wenn dieser Meridian vorher aktiviert wurde.

Greifen wir die Aussage über die Zähne (siehe oben) wieder auf, so gilt ein Stromreiz am Zahn bei einer Vitalitätsprobe oder ein Bohren am Zahn als ein Impuls, der der Aktivierung an den Lymphpunkten gleichkommt.

Im normalen Hausgebrauch wird man jedoch dem PM 2002-Impuls an Lymphe 1 beidseits den Vorzug geben.

Die eigentliche Messung oder der Dialog mit dem Punkt

Was in den Seminaren immer so leicht und spielerisch aussieht, die Messung am Punkt, ist es im Grunde nicht. Es erfordert Übung, Übung und nochmals Übung.

Eines muß ich ehrlich zugeben: Hin und wieder erlebe ich in meiner Praxis trotz vorangegangener Impulsbehandlung Patienten, bei denen die Messung schwierig ist und Geduld erfordert.

Entweder verändert sich der Wert oder die Hautfeuchtigkeit nimmt ab oder zu, so daß es viel Einfühlungsvermögen erfordert, um der ungewollten Tücke des Subjekts Rechnung zu tragen.

Am Meßgriffel und am Vega-Gerät befinden sich je eine grüne Leuchtdiode, die eine Drucküberschreitung von 100 p unerbittlich anzeigt.

Wie wir wissen, läßt starker und vor allem starker wiederholt ausgeübter Druck an einem Punkt diesen ermüden und für eine weitere Testung ungeeignet werden. Das gefühlvolle Messen ist daher unerläßlich (siehe auch diesbezügliche Übungen im Übungsbuch).

An den Händen wird man beim Messen ohne ein Befeuchten der Meßgriffelspitze kaum auskommen.

Der Wert des Zeigers (und analog dazu des Tones) schnellt erst einmal hoch, da das an der Spitze des Griffels befindliche Wasser natürlich für einen geringen Widerstand sorgt.

Durch mehrmaliges Nachdrükken (Fachjargon: Pumpen - hat aber nichts mit dem Pumpen beim Surfen bei Flaute zu tun) wird die Feuchtigkeit an den Seiten herausgedrückt und der Zeiger pendelt sich auf einen Mittelwert ein.

Das gilt auch für den auf 100 aufgespreizten Wert.

Messungen an biologischen Systemen sind stets mit einem Her-

antasten verbunden, während normale elektrische Messungen den Wert sofort zeigen, wenn sich nicht während des Messens die angelegten Parameter ändern.
Die beiden folgenden Grafiken mögen den prinzipiellen Unterschied noch einmal klar werden lassen.

In der Abbildung 18 zeigt sich: Die Kugel bleibt sofort stabil liegen.

Abbildung 19 veranschaulicht das bioenergetische Messen mit hochempfindlichen Geräten an einem Akupunkturpunkt. Es dauert eine Weile, bis die Kugel zur Ruhe kommt. Nach dem Gesetz actio = reactio wird sie noch einmal an der gegenüberliegenden Fläche ein Stück hochlaufen, bis die Schwerkraft sie schluß-endlich stabilisiert.

Pflaum hat dafür den passenden Slogan „ DerDialog mit dem Punkt“ gefunden.

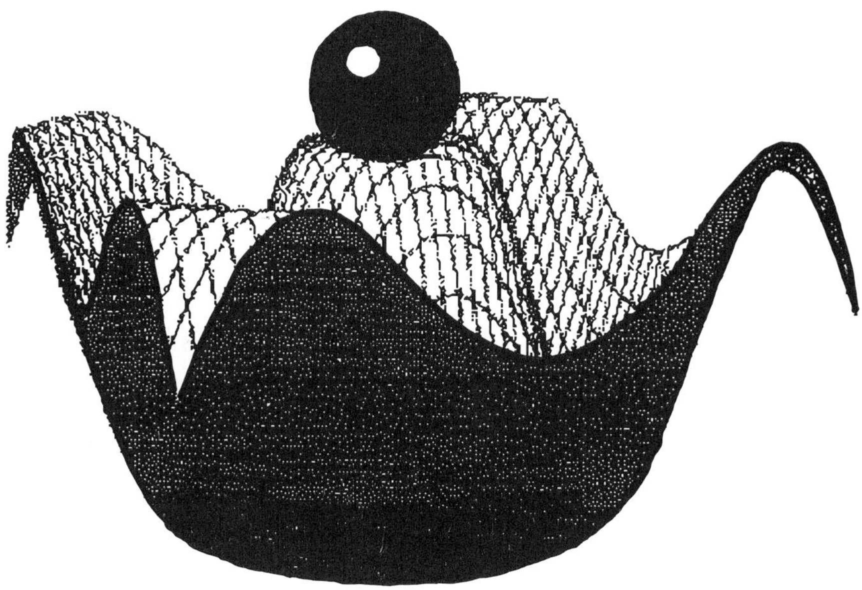

Analog-Grafik zum Verständnis des Prinzips des
PHYSIKALISCHEN MESSENS

ABB 18

Die Art und Weise des eigentlichen Messens ist in einem Lehrbuch nur annähernd beschreibbar. Das Erlernen-Wollen erfordert immer den Weg „Ansehen - Üben - Nachvollziehen", und das am besten mehrfach.

Die genialen Überflieger sind so zahlreich nicht.

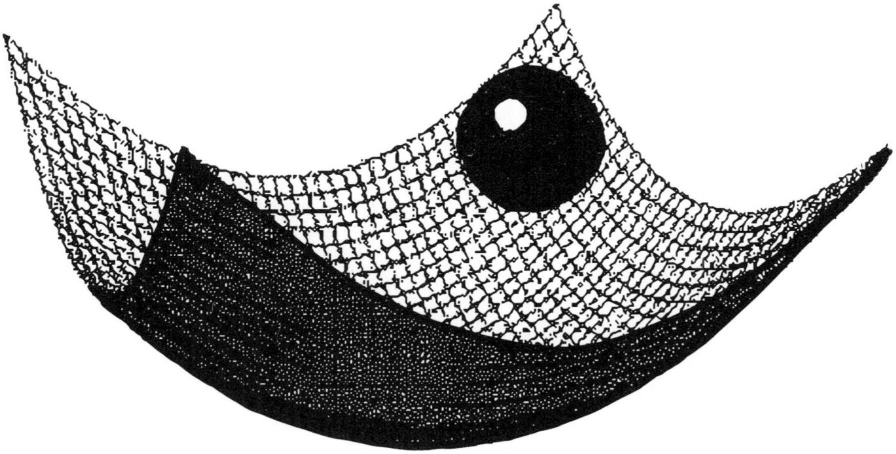

Analog-Grafik zum Verständnis des Prinzips des
PUMPENS

ABB 19

Die Testpunktkontrolle

Sie ist die unumgängliche Voraussetzung für das Weitertesten.

Es gilt zu überprüfen, ob dieser Punkt, der gerade gewählt wurde, auch für die Folgetests geeignet ist.

Nachdem der Zeigerwert auf 100 aufgespreizt wurde (wir sprechen dann von Skalen-Einheiten = S.E., diese haben mit dem eigentlichen Wert 100 nichts mehr zu tun), stellen wir ein Medikament, das mit an Sicherheit grenzender Wahrscheinlichkeit einen (meist schädigenden) Einfluß auf den Patienten hat, auf die Meßwabe.

Springt bei der nun durchgeführten Folgemessung der Zeiger nicht mehr auf 100, ist ein bioenergetischer Einfluß auf den Meßpunkt und damit auf den Körper gegeben.

Der Punkt kann von nun an für die weiteren Messungen verwendet werden.

Als Test-Medikamente bieten sich an

1. Starke Rheumamittel (z.B. Amuno)
2. Zytostatika (z.B. Endoxan)
3. Antibiotika

Zu stark wirkenden Chemikalien (zum Beispiel Insektizide, Pestizide, Benzpyren, etc.) würde ich nicht raten.

Die Testsätze

Jeder Arzt/Zahnarzt/Heilpraktiker ist ein Individualist und wird für seine Person bestimmte Prioritätsfragen stellen. Aus der großen Zahl von Testampullen gilt es, die der eigenen Betrachtungsweise vorrangig erscheinenden Ampullen auszusuchen und sie in Testabläufe einzuordnen. Eine Reihe von übergeordneten Fragen sollte jedoch jeden Therapeuten interessieren, weil beim Vorhandensein bestimmter Störungen jede Therapie, die diese Belastungen ignoriert, nicht erfolgreich sein kann.

Die meisten Testampullen basieren auf den Erfahrungen von *H. W. Schimmel.*

Da in meiner Praxis das Thema Zähne/Zahnherde eine gewichtige Position einnimmt, ist es mir gelungen, eine Reihe von Zusatzampullen sowie gewisse Quantifizierungsaussagen, die für das Verständnis des Patienten von Wichtigkeit sind und für Nachkontrollen der Sicherheit des (Zahn)Arztes dienen, einzuführen.

Die meisten Testsätze sind bei der Firma Vega, Medizintechnik, erhältlich.

Der Titel dieses Buches heißt „Wege zum VEGATEST“. Für den Leser, sofern er Zahnarzt ist, erhebt sich gewiß die Frage nach Notwendigkeit und Umfang von Testsätzen, die über den vordergründig zahnärztlichen Bereich hinausgehen.

Die Begrenzung, die der einzelne sich auferlegen will oder muß, ist nur von ihm selbst zu be- und verantworten.

Im Sinne der holistischen Betrachtungsweise des Menschen erscheint es mir geradezu gefährlich, bestimmte globale Aussageabfragen zu unterlassen.

So wie es kein Organ gibt, das nicht durch Zahn-Kiefer-Herde beeinflußt werden kann, gibt es keine Situation im Zahn-Kiefer-Gebiet, die nicht auch zugleich durch Störungen an anderen Körperbereichen unterhalten und negativ gefördert werden kann.

Bei der Auswahl der Testsätze würde ich eher für ein Zuviel als für ein Zuwenig plädieren.

Meistens braucht man gerade die Ampullen, die man aus Sparsamkeit oder Ausgrenzung nicht parat hat.

Erst nach Abklärung einer Reihe von Globalfaktoren sollte sich der Zahnarzt seinem eigentlichen Themenbereich zuwenden, in diesem aber nicht die Auswirkungen der Resonanzketten und sonstigen Interdependenzen aus dem Auge verlieren.

In loser Reihenfolge seien die meines Erachtens relevanten Fragenkomplexe aufgereiht:

1. Geopathische Belastung
2. Elektrofeldbelastung
3. Radioaktive Belastung
4. Virale Belastung
5. Bakterielle Belastung
6. Mykotische Belastung
7. Psycho-vegetative Einflüsse
8. Vorliegen von signifikanten oder dominanten Störfeldern
9. Wie steht es um das Immunsystem?
10. Sind Intoxikationen vorhanden?
11. Werden Nosoden (-Komplexe) benötigt?

Mit diesen Fragen ist schon einmal eine ungemein große Informationsflut zu erhalten, die es nunmehr durch weitere Fragen zu hierarchisieren gilt.

Daran werden sich die zahnmedizinisch-spezifischen Abklärungen anschließen, deren wichtigsten die folgenden sein dürften:

1. Sind Zahn-Kiefer-Herde vorhanden?
2. Ist eine Quecksilber- bzw. Amalgam-Belastung vorhanden?
3. Wie steht es um die Nasennebenhöhlen?
4. Sind die Tonsillen gesund?
5. Liegt eine Störung der hypothalamischen Region vor?

Diesen Globaltests sollten zur Feindifferenzierung weitere Fragen folgen, auf die wir im Zusammenhang mit dem zahnärztlichen Vortest-Testsatz näher eingehen werden.

Zum Abschluß ist aus dem vielfältigen Nebeneinander, also einem ungeordneten Puzzle, das Einordnen in resonanzkettenmäßige Beziehungen und kausalmäßige Verflechtungen anzustreben. Aus den Puzzle-Bausteinen muß ein Gesamtbild entstehen.

Zuvor sollen für den Kundigen zur Wiederholung und den „Novizen" zur Verdeutlichung die wichtigsten Fragestellungen näher erläutert und die zugehörigen Test-Ampullen beschrieben werden.

Die einzelnen Fragen und ihre spezifischen Testampullen

1. Geopathie-Test

Der Name Geopathie erscheint mir absolut ungeeignet, da er für mein Verständnis von einem völlig falschen Kausaldenken ausgeht, das zwar auf eine oberflächlich betrachtete Art und Weise stimmig, aber aus einer übergeordneten Schau unzutreffend ist.

Da der Raum an dieser Stelle nicht gegeben ist, ausführlicher darüber zu reflektieren, sei nur der Hinweis auf die den Menschen offensichtlich aus Bequemlichkeitsgründen angeborene Gewohnheit zur Projektion von Schuld in weitestem Ausmaß gegeben. Aus Verständnisgründen wird aber der m.E. inhaltlich falsche Begriff „Geopathie" weiterverwendet.

Daher müssen wir zwingend auch bei der vordergründigen Betrachtung bleiben. Was macht also die geopathogene Belastung oder nennen wir das Kind beim deutschen Namen, den schlechten Schlafplatz, so schadensverursachend?

Der Mensch als Lebewesen ist eingebettet in die Fluktuation der Gegensätze, in der Sprache der Chinesen, Yin und Yang. Diese Aussage können wir ohne weiteres in die Begriffe Nacht und Tag transformieren. Der Tag ist die Phase des Yang (sie sollte es zumindest sein - Rotlicht-Areal-Beschäftigte und Anhänger eines gesunden Behördenschlafs sind die immer vorhandenen Ausnahmen von einer Regel), der aktiven Verausgabung, der zur Aufladung der Lebensbatterie die Yin-Phase des Nachtschlafs und der damit verbundenen Träume als „Silberfaden" zum kollektiven Unbewußten benötigt.

Ist nun diese Nacht-Phase durch Kraftfelder, so wollen wir sie einmal unverbindlich neutral nennen, gestört, gerät das Harmoniebestreben des Organismus aus dem Lot.

Krankheit, Erschöpfung oder

auch unverhältnismaßige Überaktivität mit konsekutiver Schwäche kann die Folge sein. Daher wird in meiner Praxis dieser Test vorrangig als erste Frage gestellt.

Denn solange der Patient, der Leidende, auf einer solchen Zone „ruht“, können sämtliche sonstigen therapeutischen Ansätze wirkungslos verpuffen.

Testampulle: *Silicea D 60*
Kontrolle: *Eisenfeilspäne*

Dieses Testampullenpaar bietet somit noch einmal eine Kontrolle meiner eigenen Testung.

Spricht Silicea D 60 an, d.h. liegt eine „geopathische“ Belastung vor, so darf die Ampulle Eisenfeilspäne nicht ansprechen.

Umgekehrt: Spricht Silicea D 60 nicht an, liegt also keine „geopathische“ Belastung vor, muß die Ampulle Eisenfeilspäne ansprechen.

Ich empfehle, allen VEGATEST-Neulingen, diese Fragestellung an vorderster Linie in ihr Diagnose-Konzept einzubauen.

Als Alternative für Silicea D 60 gibt es noch

Lithium carbonicum D 60

Zur weiteren Differenzierung gibt es noch folgende Testampullen

Achatsplitter-Yin (abbauendes Kraftfeld)
Calcium Carbonicum Hahnemannii D 1 - Yang (aufbauendes Kraftfeld)
Basika - Global-Gitternetz
Quarzsand - Curry-Gitternetz

In der Regel wird man die Feinuntersuchungen am Schlafplatz und gegebenenfalls an häufig frequentierten Tagesplätzen durch einen versierten Rutengänger durchführen lassen.

2. Elektrofeldbelastung

Der Schlaf und das Arbeiten in starken elektromagnetischen Feldern machen krank. Es ist immer wieder unglaublich, was manche Menschen in der unmittelbaren Nähe ihrer Schlafstätte (gewollt) und ihres Arbeitsplatzes (meist berufsbedingt erforderlich) haben.

Zu der ersten Kategorie zählen
- Stereoanlage
- Fernsehgeräte
- Heizdecken
- Motorische Bettverstellhilfen
- Neonlampen
- Computer usw.

Was so mancher Jugendliche in seinem Zimmer an elektronischem Ambiente vorzuweisen hat, erinnert nahezu an das Schaltpult von Raumkapseln.

Am Arbeitsplatz sind es vorwiegend

- Computer
- starke Elektrogeräte

Kommt dann, wie in der letzten Zeit in vielen Bürohochhäusern üblich, eine Klimaanlage und getönte Fensterscheiben, die eine Illusion von der Umwelt vermitteln, hinzu, darf man sich über - einmal gelinde ausgedrückt- Befindlichkeitsstörungen nicht wundern.

Beim Ansprechen der Testampulle ist es oft empfehlenswert, den Patienten beim Befragen genügend Zeit zum Nachdenken zu geben. Denn: Was man täglich um sich herum hat, gerät leicht in Vergessenheit

Testampulle
Phosphorus D 60 - Hinweis auf störende Elektrofelder

3. Radioaktive Belastung

Bei dieser Fragestellung sollte man differenzieren zwischen

a) Belastung am Arbeitsplatz
b) Globale Belastung

Zu dieser Belastung gibt es zwei Testampullen

Globuli D 1000 (Rad. bromatum)
+ Aqua pluvia D 200 - Hinweis auf radioaktive Belastung

Die erste Ampulle spricht häufig beim Personal der röntgenologischen Praxen und der Institutionen an, die sich mit der Tumorbestrahlung befassen. Manchmal auch bei Mitarbeitern von Firmen, die mit dem Vertrieb, Lagerung und Aufbewahrung von atomaren Brennelementen befassen. Die zweite Ampulle besteht aus potenziertem radioaktiv verseuchtem Gletscherwasser, ein Hinweis auf den radioaktiven Fallout z.B. nach dem Tschernobyl-Desaster.

Liest man die fachkundigen Experten-Aussagen, so sind wohl die meisten russischen und auch die französischen Reaktoren alles andere als sicher. Wer weiß, was uns die Zukunft noch beschert?

4. Virale Belastung

Das Aids-Thema hat die Aufmerksamkeit auf die Viren gelenkt.

Im VEGATEST steht nun eine Hinweis-Ampulle zur Verfügung

Arsenicum album D 200 - Hinweis auf virale Belastungen

Spricht diese Ampulle an, so kan man beim Vorhandensein der Nosoden von Staufen Pharma weiter testen:

Herpex simplex

Herpes zoster
Herpes progenitalis
Eppstein-Barr
Cytomegalie
Coxsackie
Grippe-Viren verschiedener Jahrgänge

Das Aids-Virus (HIV) scheint eine (tragische) Sonderform einzunehmen, da es chamäleonartig seine Gestalt wechselt und zudem bislang für den Befallenen eine Art Todesurteil bedeutet.

Eines kann bei jeder viralen Infektion mit Sicherheit gefolgert werden. Das körpereigene Immunsystem, eine Art Garant für den Fortbestand des Egos in dieser korporalen Form, zumindest innerhalb der zugewiesenen Lebensspanne, scheint nicht intakt zu sein.

So sind bei jeder antiviralen Therapie durch Nosoden immer unspezifisch-spezifische Maßnahmen zur Stärkung der Immunabwehr durchzuführen.

Es dürfte sich von selbst verstehen, einem derart belasteten Patienten nicht noch unvertretbar hohe zahnärztliche Behandlungsstrapazen zuzumuten.

5. Bakterielle Belastung

Als Testampulle wird angegeben: *Natrium sulfuricum D 60* - Hinweis auf bakterielle Infektion

Diese Aussage erscheint mir persönlich etwas zu vage. Allein aus der Art des Symptoms, der Lokalisation und der Anamnese lassen sich Rückschlüsse ziehen.

Es ist daher unerläßlich, sich die am häufigsten vorkommenden Bakterien-Nosoden als Testampullen bzw. als KuF-Reihen (10 Ampullen in aufsteigender Potenz, meist von D5/D6 bis D 400) zuzulegen.

Dazu zählen (ohne eine Wertung hinsichtlich der Virulenz):

Staphylokokken-Arten
Streptokokken-Arten
Bact. Proteus
Bact. Pyocyaneus
Diverse Darm-Parasiten

Der Gesamtaufwand hängt wie immer von den Intentionen und dem Therapieumfang ab.

6. Mykotische Belastung

Die Pilze sind im Vormarsch (s. dazu auch in “Jenseits der Molaren“):

An dieser Stelle sei noch einmal deutlich darauf hingewiesen: Der Pilzbefall als solcher ist nicht die Ursache selbst für das Symptom, sondern wiederum nur der Ausdruck einer gestörten Regulation und Abwehr.

Nicht jeder, der ein Thermalbad frequentiert, handelt sich eine Mykose ein. Schauen Sie sich einmal im Wald um: Die Pilze wachsen dort am besten, wo sie einen morschen und feuchten Untergrund finden. Das läßt sich analog auf den Menschen übertragen.

Zur Diagnostik stehen uns zur Verfügung

Monilia albicans D 24 - Hinweis auf mykotische Belastung
Sdf. Schimmelpilz I D 32 - zur erweiterten Diagnostik
Sdf. Schimmelpilz II D 32 - zur erweiterten Diagnostik
Sdf. Mycosis oris D 30 - Hinweis auf orale Mykose

Folgende Punkte sind zur Entstehung der Mykosen erwähnenswert

1. Ausgedehnte Antibiotika-Therapie
2. Abusus der raffinierten Kohlenhydrate
3. Konservierungsstoffe in Nahrungsmitteln

Zur unterstützenden Therapie hat sich in meiner Praxis das homöopathische Komplexmittel Arkanoplex 50 (so der voraussichtliche Name der Fa. Kairos Remedia) gut bewährt.

7. Psycho-vegetative Einflüsse

An dieser Stelle soll nicht der voreilige Kurzschluß vieler Ärzte sanktioniert werden, die aus Bequemlichkeitsgründen alles auf das „Psychische" oder gar das „Seelische" schieben, meistens ist es eine Bankrott-Erklärung der eigenen, meist ausschließlich klinisch-gerätemäßigen Diagnose-Möglichkeiten.

Aber eine begleitende Ursache können psycho-vegetative Probleme häufig spielen.

Um diese im Elektroakupunktur-Test etwas herausarbeiten zu können, dienen uns folgende Ampullen:

Epiphysis D 4 - Hinweis auf psychische Belastungen

Thalamus D 4 - Hinweis auf vegetative Belastungen

Mandragora e radice D 30 - Hinweis auf depressive Verstimmungen

Mandragora e radice D 60 - Hinweis auf endogene Depressionen

Zur weiteren Abklärung kommt noch hinzu

Hypothalamus D 800 - Hinweis auf Störungen in der Koordination zwischen Psyche, Endokrinium und Erlebniswelt im Außen.

Die letzte Fragestellung ist oft bei

hohen intraoralen Spannungen (Amalgam) relevant.

8. Testen von Herden und Störfeldern

Ein chronisches Störfeld ist für den Organismus immer von kräftezehrender Natur (s. dazu „Eigner Herd - Goldes Wert? - Störfelder in der Medizin", erscheint 1993) Daher ist erst einmal abzuklären, ob überhaupt Störfelder vorliegen und im Anschluß daran eine Art Hierarchisierung zu treffen.

Causticum D 60 - Hinweis für Herde und Störfelder

Nach meinen Erfahrungen ist das Ansprechen dieser Ampulle nicht immer gegeben. Daher gehe ich meistens sofort auf den nächsten Fragenkomplex

Causticum D 200 - Hinweis auf ein signifikantes Störfeld (schweres Störfeld)
Causticum D 400 - Hinweis auf ein dominantes Störfeld (schwerstes Störfeld)

Diese Tests sind nach meiner Erfahrung deutlicher.

9. Das Immunsystem

Diese Frage ist einer der gravierendsten Tests, geht es dabei doch um nichts Geringeres als um die Aussage über die korporale Integrität des Wesens, unabhängig davon welche psychischen oder emotionalen Faktoren dahinterstecken. Alle therapeutischen Ansätze müssen sich daher immer an diesem Ja oder Nein orientieren.

Bei schlechter Immunanlage gilt besonders für den Zahnarzt: Das Unterlassen sämtlicher Maßnahmen, die zu einer weiteren Verschlechterung der Abwehrlage führen können, ist ärztliche Pflicht. Parodontel-Operationen und umfangreiche Zahnpräparationsmaßnahmen bedürfen daher einer äußerst kritischen Abwägung, wobei im Zweifelsfall das Nein näher liegt als das Ja.

Einem Abfall des Immunsystems geht oft eine physio-psychische Erschöpfung voraus, die ebenfalls getestet werden kann.

Selenium D 60 - Globalhinweis auf Erschöpfungszustände

Zur weiteren Differenzierung bzw. zur besseren Abwägung dienen die folgenden Testampullen

Selenium D 30 - starke Erschöpfung
Selenium D 60 - mittlere Erschöpfung
Selenium D 200 - leichte Erschöpfungszustände

Spricht keine dieser Ampullen an,

kann der Energiezustand des Patienten gemessen werden

Argentum D 30 - guter Energiezustand
Argentum D 60 - sehr guter Energiezustand
Argentum D 200 - „Kraftpaket“, „Energiebolzen“

Nach dieser Abklärung gilt es weiter zu forschen, ob eine Immunschwäche vorliegt
Lien D 4 oder Thymus D 4 - Globalhinweis auf eine Immunschwäche

Eine ähnliche Aussage ist mit der Testampulle „Olivenöl, kaltgepreßt“ aus dem zahnärztlichen Vortest-Testsatz möglich.

Weitere Abgrenzungen erhält man wie folgt:

Follic. lymphat. aggregati D 200 Stufe 1 - geschwächt
Follic. lymphat. aggregati D 60 Stufe 2 - Chronisch degeneriert
Follic. lymph aggr. D 30 Stufe 3 - Beginn der Prämalignose
Follic. lymph aggr. D 12 Stufe 4 manifeste Prämalignose
Follic. lymph aggr. D 6 Stufe 5 - Beginn der Mikro- und Makromalignose

Wer sich selbst noch einmal überprüfen möchte, kann zu folgender Testampulle greifen:

Psorinum D 24 - Hinweis auf Prämalignose

Wer noch weiter differenzieren möchte, der sei auf die weiteren vorhandenen unspezifischen und spezifischen Testampullen verwiesen, deren weitere Auflistung den gesteckten Rahmen dieses Buches bei weitem sprengen würde.

Aus gegebenem Anlaß oder besser gegebenen Anlässen möchte ich es nicht unterlassen, an dieser Stelle einige besorgte Anmerkungen anzubringen.

Es ist immer wieder geradezu peinlich anzusehen, wie wenig Einfühlungsvermögen viele Ärzte und Therapeuten in die Psyche, in die Nöte dessen haben, der ihnen vertrauensvoll und hilfesuchend gegenübersitzt.

Einem solchen Patienten kurz angebundene Wörter wie Prämalignose überzustülpen ist wohl eine derart unärztliche Handlung, daß man dem „Wort-Täter“ Nachhilfekurse zur Menschenführung und -behandlung dringendst ans Herz - sofern er eines im übertragenen Sinn besitzt - legen muß. Wörter haben eine Eigendynamik. Es gibt das Gesetz der „self-fulfilling prophecy“ - daher sind derartige Aussagen immer gründlichst abzuwägen.

Erwähnenswert wäre noch

Conium D 30 - Hinweis auf benigne Tumoren

10. Zystische Prozesse

Im Kieferbereich sind zystische Prozesse häufig anzutreffen. Bei kritischer Betrachtung muß man allerdings konzedieren, daß derartige zystische Prozesse im Abnehmen begriffen sind.

Eine Diskussion über die Hintergründe würde hier zu weit führen.

Die relativ kleinen apikalen Ostitiden sind mit der Globaltestampulle nicht zu ermitteln.

Rhus toxicodendron D 30 - Hinweis auf zystische Prozesse

Augenscheinlich bedarf es einer bestimmten Größe zum Ansprechen.

So dürfte diese Aussage sich mehr auf zystische Prozesse in anderen Körperbereichen beziehen, z.B. Ovarien, Mammae, Nieren etc.

Um eine genauere Lokalisation der Zyste zu erhalten, können die eventuell in Frage kommenden Organe über die Testampulle Rhus toxicodendron D 30 gefiltert werden (über das Prinzip „Filtern" siehe später).

Da beim Ansprechen der Testampulle meistens bereits auch mit den schulmedizinischen Methoden eine Abklärung möglich ist, empfiehlt sich immer eine klinische Gegenkontrolle.

11. Quecksilberbelastung

Mercurius solubilis D 30 - Hinweis auf Quecksilberintoxikation

Dieses Quecksilber stammt entweder aus der Nahrung (nur zum geringsten Teil) oder (zum überwiegenden Teil) aus den Amalgam-Füllungen im Mund. Näheres dann beim zahnärztlichen Vortest-Testsatz.

12. Testung auf Allergie und ähnliches

Über das eigentliche Wesen der Allergie tappt man im Grunde noch immer im Dunklen. Zwar gibt es aus dem esoterisch-psychologischen Bereich (Dethlefsen, Dahlke) Denkansätze, die für die Alltagspraxis aber nicht immer problemlos anwendbar sind.

Als Kurzinformation können wir daher noch immer die fast 90 Jahre alte Aussage des Wiener Kinderarztes Clemens von Pirquet übernehmen:

Allergie ist eine erworbene, spezifische, veränderte Reaktionsfähigkeit des Körpergewebes auf bestimmte Substanzen.

Als Globalhinweis dient

Histaminium D 60 - Hinweis auf allergische Disposition (ohne Autoaggression).

Im weitesten Sinne in dieses Gebiet einzuordnen ist die pathologische Tendenz des Organismus, eigenes Gewebe als „feindlich" oder, „fremd" zu markieren. Diesem etwas unheimlichen Feld der sogenannten Autoaggressionserkrankungen steht man - was die Ursache anbetrifft - ebenfalls etwas hilflos gegenüber.

Dementsprechend fallen auch die therapeutischen Bemühungen aus.

Allergie-Injektion (Pascoe) - Hinweis auf autoaggressive Entzündungsprozesse.

Zu diesem Thema gehören beispielsweise PCP, Sklerodermie, MS und etliche Hauterkrankungen.

Seit *Mackarness* sein Buch über Allergie gegenüber Nahrungsmitteln und Chemikalien und Fr. *Hafer* auf die Phosphat-Überempfindlichkeit hinwies, gewann das Gebiet der Nahrungsmittel-Allergie das Interesse der Ärzte.

Diese Tests sind heute durch sog. cytologische Labors durchführbar.

Eine andere Möglichkeit, die natürlich besser in die Thematik dieses Buches paßt, ist der Elektroakupunkturtest.

Acidum formicicum D 60 - Hinweis auf Nahrungsmittelallergien

Beim Austesten empfiehlt es sich, die Feineinstellung (s. später) dazuzuschalten, da gar nicht so selten erst diese hohe Empfindlichkeit die versteckte Nahrungsmittelallergie decouvriert.

Für die detaillierte Testung gibt es zwei Testsätze

1. Lebensmittelallergene (Kern-Pharma).

Dieser Testsatz enthält weit über 100 verschiedene Nahrungsmittel, und zwar in einer D 6-Potenz.

Zur Schnelldiagnose sind in sog. Raff-Ampullen mehrere Nahrungsmittel (jeweils 2 - 10) zusammengefaßt. Spricht diese Raff-Ampulle an, so testet man die darin enthaltenen Einzelnahrungsmittel aus.

2. Lebensmittel-Allergiesatz (MDT Bioelectronics)

Einen unglaublich aufwendigen Weg ging Marcel Hässig. Sämtliche Nahrungsmittel liegen in ihrer Reinform vor, entweder in natürlichem Zustand oder getrocknet. Die Lebensmittel sind nach verschiedenen Gruppen geordnet, z.B. Eiweiß, Gemüse, Getreide etc. Zu den ca. 180 Lebensmitteln, Gewürzen, Tees und Zutaten gehört zusätzlich ein Schnelltestzusatz mit 46 Röhrchen, in dem bis zu vier verschiedene Stoffe aus dem Testsatz enthalten sind.

Die einzelnen Glasröhrchen sind gut übersichtlich angeordnet.

Dieser Testsatz hat einen großen Vorteil: Beim Einsatz biophysikalischer Methoden (z.B. Mora) können diese Mittel über die Inversschaltung auch als Therapeutika eingesetzt werden.

13. Narbenstörfelder

Durch die Neuraltherapie ist uns die Bedeutung der Narben als energetische Bremse deutlich geworden.

Spartium scopar D 60 - Hinweis auf Narbenstörfelder

Jodum - D 60 - Hinweis auf Narbenstörfelder

Beim Ansprechen der Testampulle(n) muß der Patient nach vorhandenen Narben befragt werden.

Für den Zahnarzt kommen in erster Linie die Kopf- und Halsnarben in Betracht. Wichtig: Nicht immer ist die gesamte Narbe ein Störfeld, sondern fast immer nur ein Teil.

Um nicht in den Fehler vieler Neuraltherapeuten zu verfallen, überall die Nadel (was ja nicht immer so ganz schmerzlos ist) anzusetzen, kann der Elektroakupunktur-Arzt mit seinem Gerät die Störstelle exakt „orten". Fährt man mit dem Elektroakupunkturgriffel (Einstellung Reizstrom, Kribbelintensität) über die Narbe und das Umfeld, ist das Geräusch (je nach Gerät unterschiedlich) beim Überstreichen der gesuchten Stelle besonders intensiv.

Und dort - und nur dort - sollte die Therapie ansetzen.

Ob man nadelt, spritzt, lasert oder mit der Mora-Bioresonanztherapie behandelt, liegt im Ermessen des einzelnen.

Im Mundbereich ist diese Ortungs-Methode auf Grund des feuchten Milieus nicht anwendbar. Selbstverständlich gibt es auch in diesem Bereich Störfelder, die man behandeln kann.

Als Injektionsmittel hat sich bei mir die Umstimmungsinjektion (Infirmarius-Rovit) bewährt.

14. Ermittlung von toxischen Belastungen

Diese Fragestellung gilt im Sinne eines Vortestes erst einmal der unspezifischen Klärung ob überhaupt eine toxische Belastung vorliegt.

Nach der positiven Feststellung kann man

a) anamnestisch oder
b) mittels spezifischer Testampullen
die weitere Abklärung vornehmen.

Chromium D 400 (Intox 1) - Hinweis auf substantielle Vergiftungen

In den meisten Fällen liegen deutliche Symptome vor, die der Patient häufig nicht einordnen kann.

Es können beispielsweise sein: Winzer/Landwirte mit Belastungen durch Insektizide/Pestizide, Zahnärzte oder Helferin mit Quecksilberbelastung, frühere Schriftsetzer mit Bleibelastung, Tankstellenbesitzer mit Belastung durch Benzol-Derivate etc.

Mir ist aus meiner Praxis eine Patientin in guter Erinnerung, bei der diese Ampulle deutlichst ansprach (ich prüfe es meist zwei- bis dreimal nach). Auf meine diesbezüglichen Fragen konnte sie jedoch keine Antwort geben. Bis es ihr auf einmal wie Schuppen von den Augen fiel: Neben ihrer Wohnung befand sich eine chemische Reinigung.
Trichloräthylen sprach an!

Eine Amalgam (Quecksilber)-Intoxikation spricht nach meinen Erfahrungen meistens unter der nächstfolgenden Testampulle an, kann aber bei starken Belastungen auch unter Chromium D 400 zu finden sein, wie es z.B. an dem Beispiel einer Patientin zu sehen ist, deren Meßwerte unter Abb. 20 dargestellt sind. Hierbei handelt es sich um eine Messung mit dem Galvanodent (Firma Eidam). Wie man unschwer ersehen kann, liegen die Werte weit über der Toleranzgrenze.

Chromium D 30/D60/D400 (Intox 2) - Feststellung einer erworbenen giftigen Information.

Diese Testampulle spricht beispielsweise nach durchgemachter Virushepatitis oder nach Impfschäden (Pocken, Gelbfieber o.ä.) an. Weiterhin ist die Amalgamintoxikation meistens unter dieser Fragestellung als positiv zu messen und nicht, wie ich früher glaubte, unter der vorhergehenden Testampulle.

Der Vorgang des Filterns bringt danach die deutliche Klärung des Zusammenhangs.

Chromium D 60/400/800 (Intox 3) - Hinweis auf ererbte toxische Information.

Gewisse Erkrankungen der Eltern/Großeltern scheinen eine Art genetischer Feinveränderung zu bewirken, die sich in den Nachkommen wiederfinden läßt, z.B. Tbc oder Syphilis (s. dazu auch die Hahnemann'sche Miasmen-Lehre).

Inwieweit man als Therapeut berechtigt ist, in dieses tief verankerte Informationsgut einzugreifen (die Karma-Lehre soll dazu gar nicht einmal strapaziert werden), sei dahingestellt.

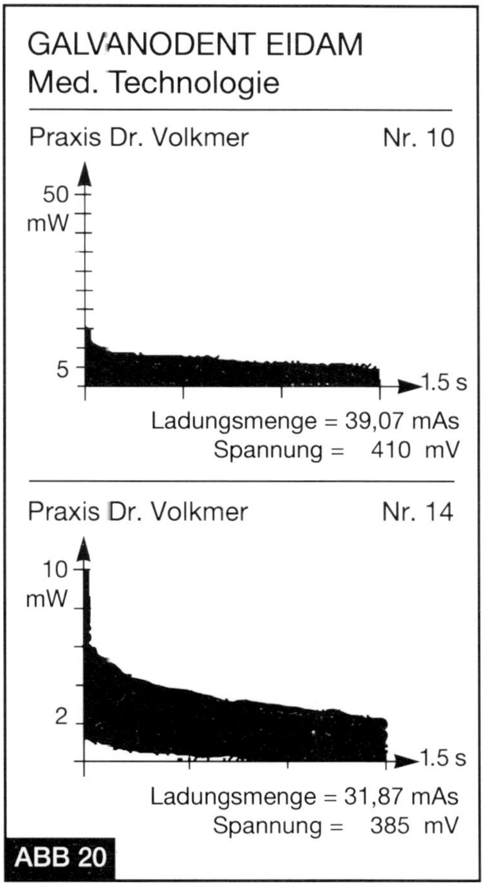

ABB 20

Geht man davon aus, daß es den „gesunden" Menschen überhaupt nicht gibt, sondern nur eine Art fiktiver Orientierungshilfe darstellt, könnte man- einmal vorsichtigst formuliert - diese Erbtoxine als Bestandteile einer „runden" Persönlichkeit mit allen Licht- und Schattenseiten auffassen. Sie gehören eventuell zum So-Sein mit dazu.

Wie immer die Antwort ausfallen mag, es ist auf keinen Fall sinnvoll, mit diesen hochkomplexen Dingen bei einem Patienten zu beginnen, der voller Toxine und Störfelder ist.

15. Hinweis auf Organbelastungen

Es gibt eine Reihe von Organen, deren „bioelektronische Abfrage" zu jedem Grundtest gehört. Je nach Ausrichtung kann dieser Grundstock beliebig ausgebaut werden.

Jedes Organpräparat der Firma Wala kann in seiner D4-Potenz (so gibt es *H. W. Schimmel* an) als Globaltestampulle für ein Organ verwendet werden.

Für einen Basis-Satz wären folgende Ampullen zu empfehlen

(bis auf die ersten beiden Nosoden immer als D 4)

Gesamthinweis

Nosoden Kplx. Sinusitis comp

Membrana sinus marillans
Membrana sinus sphenoidanis
Membrana sinus frontalis
Cellulae ethmoidales
Processus mastoideus

Nosoden. Kplx. Ostites comp - Globalhinweis auf Zahn-Kiefer-Herde
(Unterampullen siehe zahnärztlicher Vortest-Testsatz)

Tonsillae palatinae
Bronchii
Pulmo
Cor
Myocardium
Ventriculus
Hepar
Vesica fellea
Pancreas
Lien
Duodenum
Jejunum
Ileum
Appendix verniformis
Colon
Rectum
Renes
Vesica urinaria
Ovaria
Uterus

Damit kann man ein diagnostisches Grundgerüst aufspannen, das je nach Absicht und Fragestellung des Testers weiter diversifiziert werden kann.

Die Testampulle Renes kann durch folgende Ampullen erweitert werden:

Pyelon
Vena renalis
Ureter
ggf. Glandulae suprarenales

Für den orthopädisch interessierten Arzt bieten sich die einzelnen Wirbelsäulenabschnitte an.

Vertebra cervicales
Vertebra thoracalis
Vertebra lumbalis
Vertebra sacralis

Wegen der häufigen Auswirkungen odontogener Fokaltoxikosen auf die vertebralen Segmente kann über das Filterverfahren eine Art Zusammenhang im Sinne der Resonanzketten ermittelt werden.

Für den Zahnarzt ist diese Interdependenz für die Abklärung der Fernwirkung „seines“ Arbeitsfeldes von Bedeutung. Der Chirurg/Orthopäde/Chiropraktiker/Neuraltherapeut ist mit dieser Methode in der Lage, bei Therapieversagen seine diagnostischen Fühler nach anderen Bereichen des Körpers auszustrecken. Bei

Vorliegen von massiven Störfeldern in anderen Körperregionen ist die Behandlung am Symptom eine fruchtlose Sisyphus-Therapie.

Für den Leser, besonders für den Einsteiger oder den, der sich über das System nur mal so eben informieren möchte, wäre eine vollzählige Auflistung sämtlicher Testampullen mit Sicherheit langweilig.

Daher sollen zwei Hinweis-Ampullen vorerst den Abschluß bilden.

16. Darmdysbakterie

Indikan D 32 - Hinweis auf Dünndarmdysbakterie
Skatol D 32 - Hinweis auf Dickdarmdysbakterie

Lange Zeit hat der Mensch seinen Untermietern, auf jeden Falle den physiologischen, nur wenig Beachtung geschenkt. Nach der anfänglichen Euphorie über die oralen Antibiotika mußten die naturheilkundlich orientieren Ärzte die Erfahrung machen, daß es auf dieser Welt nichts gibt, das nicht auch seine Schattenseiten hat. Die Antibiotika fragten nicht nach Freund oder Feind, Symbiont oder Dysbiont. Sie attakkierten sämtliche Bakterien und so wurden neben pathologischen Stämmen auch die harmlosen Acidophilus-, Bifidus- und Coli-Bakterien des Darms zerstört. In diese Vakua wanderten andere, resistentere, aber weniger körperfreundliche Bakterien ein.

Es gibt viele Versuche, die geschädigte Darmflora durch Zufuhr von sogenannten Symbionten wieder aufzubauen. Leider wird diese Behandlung vielfach konzeptionslos durchgeführt:

a) der Patient stellt seine Ernährung nicht um, bzw. verhält sich wenig kooperativ,

b) es fehlt an einer begleitenden homöopathischen Unterstützung,

c) Störfelder mit Auswirkung auf den Darm erschweren die Wiederbesiedlung mit den „Ureinwohnern".

Gerade bei dieser komplexen Behandlung ist nun das VEGA-TEST-Verfahren eine große Hilfe, kann uns aber nicht aus der Pflicht nehmen, dem Patienten unterstützende Worte und Literatur mit auf den Weg zu geben.

Denn die gesunde Darmflora ist ein Mitgarant eines intakten Immunsystems.

17. Mineral- und Vitamindefizite

Der Mensch als Wesen aus Fleisch und Blut braucht zum Auf- und

Umbau eine Reihe von Mineralien, Spurenelementen und Vitaminen.

Denken wir allein an die Statik: Ohne Calcium, Magnesium, Phosphor und anderen Basisstoffen ist die Stabilität des Knochengerüstes eine Illusion.

Die Spurenelemente sind vielfach Bestandteile von Enzymen, Coenzymen und anderen essentiellen Stoffen, ohne die ein normaler Ablauf der Lebensfunktionen undenkbar wäre.

Ausführungen über die Wichtigkeit der Vitamine kann ich mir wohl ersparen, da dieses Thema jedem Therapeuten hinlänglich bekannt sein sollte.

Die normalen klinischen Untersuchungen geben uns nur ein unzulängliches Bild über Mangelzustände. Man erhält in der Regel nur eine Aussage über die Blutwerte.

Über die eventuellen Defizite im Gewebe können wir dann nur Mutmaßungen anstellen.

Dabei ist gerade das Feststellen solcher Unterversorgungen im Ansatz, im Vorfeld klinischer Symptome so außerordentlich wichtig.

Auf diesem Sektor ist das VEGA-TEST-Verfahren eine außerordentliche Bereicherung der „Vorfeld"-Diagnostik.

Cuprum met D 200 -
Cobaltum D 200 -
Hinweis auf Mineral- und Spurenelementemangel.

Sprechen diese beiden Ampullen zusammen an, sollte man die Spur mit den vorhandenen Testampullen weiter verfolgen.

Im Rahmen einer normalen Diagnose sollten auf jeden Fall folgende Ampullen eingesetzt werde

Kalium D 30
Calcium D 30
Magnesium D 30
Cuprum D 30
Ferrum D 30,
Zincum D 30
Silicium D 30

Ein Ansprechen einer oder mehrerer Testampullen ist als Hinweis auf ein Defizit des jeweiligen Minerals zu werten.

Man unterlasse es nicht, den Patienten gegebenenfalls nach spezifischen Symptomen zu fragen, z.B. einschlafende Hände/Arme bei Calcium-Mangel, Krämpfe in der Beinmuskulatur bei Kupfer- oder Magnesium-Mangel, schnelle Erschöpfbarkeit bei Eisenmangel etc.

Bei Pankreasinsuffizienzen wird man an der Testung von Chrom nicht vorbeikommen. Häufige Magenprobleme können die Frage nach Wismut als Therapeutikum aufwerfen. Bei Lebererkrankungen sollte man unbedingt prüfen, ob Zinn einzusetzen ist.

Meistens wird man zu den homöopathischen Präparaten greifen.

Vielleicht noch ein Hinweis zur Wirkung homöopathischer Mineralien. Obwohl ich es nicht beweisen kann, habe ich die nicht ganz unbegründete Vermutung, daß der Einsatz eines potenzierten Minerals eine Art Anregung für den Organismus darstellt, seinen fehlerhaften Mineralhaushalt (immer das applizierte oder verabreichte Homöopathikum betreffend) in einen eu-biotischen oder eu-funktionellen Zustand zu bringen. Der Körper greift die Information im Sinne einer Bilanzierungsaufforderung auf und beginnt, notwendige Stoffe aus der Nahrung besser zu resorbieren bzw. überschüssig vorhandene Mineralien zur Ausscheidung zu bringen.

Für diese Harmonisierung ist allerdings eine einsichtige Lebensweise des Patienten, was seine Ernährung anbetrifft, vonnöten.

Ein Problem hat mich lange beschäftigt, bevor ich dafür - so glaube ich - eine Lösung fand.

Spricht eine Mineral-Testampulle an, z.B. Cuprum D 30, so erhebt sich die Frage:

Gebe ich nunmehr Cuprum als homöopathisches Mittel oder ist die Gabe einer (nicht potenzierten) Kupferverbindung angezeigt.

Als Hinweisampulle hat sich hierbei im Filter-Verfahren Silicea bewährt (im Reformhaus oder Apotheken erhältlich).

Bleiben wir bei diesem Beispiel: Cuprum met. D 30 gefiltert über Silicea, Zeigerrückgang auf 100 - Kupferorotat, oder Kupferglukonat notwendig.

Geht der Zeiger beim Filtern nicht wieder auf 100 zurück, ist das Homöopathikum Cuprum metallicum das Mittel der Wahl, wobei die Potenz jeweils ausgetestet werden muß.

Wir wissen, daß *Cuprum met. D 30* nur ein Hinweis ist.

Silicea Urtinktur (Filterampulle) - Hinweis auf „allopathische“ Gabe des Minerals/Vitamins.

Mangan D 200 - Hinweis auf Vitaminmangel

Soweit es meine Testung anbetrifft, erscheint mir diese Ampulle nicht so zwingend anzusprechen, so daß ich trotz Nicht-Ansprache die eventuell fehlenden Vitamine einzeln austeste.

Verschiedene körperliche Zustände schreien geradezu nach Mineral- und Vitamin-Supplementen, z.B. Schwangerschaft, Traumata, Frakturen, operative Eingriffe und umfangreiche Zahnsanierungen.

Feineinstellung

Bevor wir uns etwas ausführlicher mit dem zahnärztlichen Bereich auseinandersetzen, benötigen wir als Grundlage zum Verständnis verschiedener Maßnahmen noch drei wichtige, für dieses Testsystem spezifische Handhabungen: Die Feineinstellung, das Filtern und die biologische Altersstufe.

Je sensibler ein Verfahren ist, desto mehr Information, auch über z.T. scheinbar unwichtige Zustände, kann ermittelt werden.

Für die VEGATEST-Methode gibt es sogenannte Verstärkerampullen, die das Frage- und Antwortspiel empfindlicher aber auch umfassender werden lassen.

Epiphysis D 26 Verstärkerampulle
Epiphysis D 400 (= 4x Epiphysis D 26 = Verstärkerampulle)

Der Anfänger wird bei seinen ersten Gehversuchen nicht gleich mit den höchsten Verstärkungen beginnen, denn die Informationsflut könnte ihn erdrücken.

Bei den ersten Übungen wird man ohne etwas testen, bis man sich langsam über das Hineinstellen einer Ampulle Epiphysis D 26 in die Testwabe an die Testampulle Epiphysis D 400 „heranarbeitet".

Hat man dann über stetige Selbstkontrolle (s. auch im Handbuch) genügend Sicherheit gewonnen, wird man diese Testmethode auch in kleineren Bereichen wie es das orofaciale Gebiet darstellt, einsetzen.

Daher lautet eine wichtige Regel:

Je kleiner der Bereich ist, über den eine differenzierte Aussage getroffen werden muß, desto größer muß die Verstärkung sein.

Diese Regel gilt insbesondere dann, wenn Aussagen über ein Odonton getroffen werden sollen (s. später).

Für subtilere Fragen existieren zwei weitere Testampullen.

Epiphysis D 60/400/800 - Verstärkerampulle = Feineinstellung

Noch empfindlicher zeigt sich die folgende Ampulle:

Epiphysis D 400/800/2000 - Super-Verstärkerampulle = Ultra-Feineinstellung

Neben der erwähnten Indikation, Aussagen über kleine Teilbereiche zu erhalten, wird man die Feineinstellungen insbesondere dann einsetzen, wenn zwischen den Meßergebnissen und den tatsächlichen Symptomen des Patienten Differenzen bestehen.

Es gibt im menschlichen Körper gewisse Kompensations- und Markierungstendenzen. Gelingt es nicht, diese korporale Verschleierungstaktik zu durchbrechen, kann es zu Fehldiagnosen führen.

Neben der bereits erwähnten Impulser-Provokation haben sich

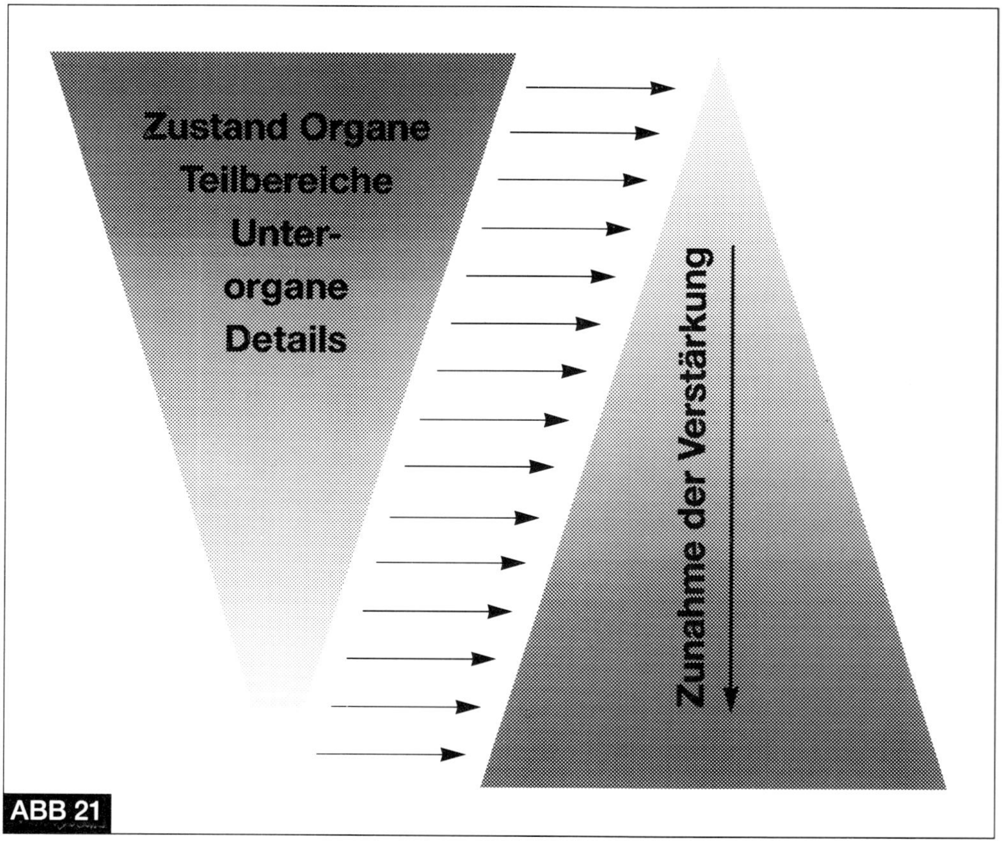

ABB 21

zwei Vorfeld-Maßnahmen als Demaskierungshilfen sehr bewährt:

a) Die Schreibung mit dem SEG, VTM oder Decoderdermographen bewirken eine Art Öffnung des Systems für die Elektroakupunktur, d.h. die Impulse (der Streit, ob 10 Hz oder 13 Hz soll an dieser Stelle nicht hinterfragt werden) „durchqueren" das gesamte Bindegewebe und machen durch die Belastung das Gesamtsystem Mensch „ehrlicher".

Zudem erhält der Tester zusätzlich durch die gewonnenen Grafiken eine Aussage über die wichtige Regulationsfähigkeit (im Klartext = wie antwortet das Mesenchym auf einen Reiz) des Patienten.

b) Nach meinen Erfahrungen hat eine vorgeschaltete, unspezifische biophysikalische Basistherapie (z.B. Mora) einen ähnlichen Effekt, wenn auch die Wirkungsweise gänzlich anders ist.

Die Basis-Therapie ist eine Art Grundumstimmung des Patienten, d.h. die oberflächlichen unspezifischen Noxen und Toxine werden gelöst. Dadurch kommen bei der VEGATEST-Methode die essentiellen Probleme klarer zum Vorschein, denn die spezifischen Probleme bedürfen auch einer spezifischen Therapie und sind mit einer bloßen Basis-Therapie nicht „wegwischbar".

Zum Abschluß des Kapitels „Feineinstellung" sei noch einmal auf die Ambivalenz dieser Möglichkeit hingewiesen: Je mehr Sie an Details wissen, desto größer ist unter Umständen die Verwirrung und desto schwieriger der einzuschlagende therapeutische Weg.

Behalten Sie sich tunlichst die Feineinstellungen für besondere Fragen vor.

Das „Filtern“

Der Prozeß des Filterns ist eine gedankenmäßige Weiterentwicklung der Elektroakupunktur nach Voll.

Da das „Filtern“ vielfach mentale Integrationsschwierigkeiten bereitet, will ich es wegen seiner Wichtigkeit aus der EAV heraus ableiten.

Am besten dient dazu ein konkreter Fall.

Der Tester stellt am Lebermeßpunkt entweder einen chronischen Wert oder einen Zeigerabfall fest, also ein Zeichen für einen pathologischen Zustand.

Nehmen wir einmal an, es handelt sich um einen Winzer oder Obstbauern, der das ganze Jahr fröhlich-unbedarft seine Felder/Weinberge mit Insektiziden gespritzt hat. Läßt sich nunmehr am pathologisch veränderten Meßpunkt der Leberwert durch das Einbringen des (potenzierten) Insektizides auf den Normbereich bringen bzw. der Zeigerabfall beheben, kann von einer ursachemäßigen Verflechtung gesprochen werden.

Noch ein Beispiel dazu ohne auf die klinischen Symptome einzugehen: Am Meßpunkt Pancreas werden pathologische Werte festgestellt. Ein Zahnarzt soll abklären, ob die wurzelbehandelten Zähne 17, 16 eine resonanzkettenmäßige Verflechtung mit dem Pancreas haben.

Läßt sich mit Zahnnosoden (z.B. Kieferostitis oder wurzelbehandelter Zahn) der Pancreas-Wert normalisieren, ist ein Zusammenhang gegeben.

Die VEGATEST-Methode als Ein-Punkt-Meßverfahren kennt diese Möglichkeit nicht, kann aber mit der Methode des „Filterns“ ähnliche Verknüpfungen aufdecken.

Wir greifen dazu den letzten Fall wieder auf.

Beim Einbringen der Ampulle Pancreas D 4 geht der Zeiger nicht wieder auf 100 zurück.

Ebenso spricht die Testampulle Ostitis comp. Pascoe an - also ein Hinweis auf das Vorliegen einer odontogenen Fokaltoxikose.

Wir haben somit zwei Aussagen über das Vorliegen einer pathologischen Manifestation.

Stellen wir nunmehr beide Ampullen zusammen in die Testwabe, so können zwei Möglichkeiten auftreten

a) der Zeiger geht nicht auf 100 zurück
b) der Zeiger geht auf 100 zurück

Im Falle a) besteht kein Zusammenhang zwischen Zahnherden und Pancreas, im zweiten Fall ist ein Konnex zwischen beiden Erscheinungen gegeben.

Wir benützen daher folgende Diktion: Beim Filtern über Ostitis comp. geht der Pancreas-Wert wieder auf 100 zurück.

Wie ist dieses Phänomen zu erklären?

Beide Meßampullen isoliert getestet, ergeben einen Zeigerrückgang. Zusammen in die Wabe gebracht, lassen sie den Zeiger beim Testen wieder auf 100 gehen. Um dieses Prinzip besser zu verstehen, rufen wir uns die einfachsten Grundsätze der Multiplikation in der Mathematik ins Gedächtnis.

Dort gelten drei einfache Regeln:

plus mal plus = plus - $+ \times + = +$
plus mal minus = minus - $+ \times - = -$
minus mal minus = plus $- - \times - = +$

Genau das gilt analog beim Vegatest-Verfahren. Sind zwei negative Aussagen (d.h. der Zeiger geht nicht mehr auf 100 zurück) inhaltlich, funktionell oder resonanzkettenmäßig miteinander verbunden, geht beim Zusammenbringen der Ampullen der Zeiger wieder auf 100 - aber, wohlgemerkt, nur dann - zurück.

Beim Filtern können demzufolge verschiedene Aussagen miteinander verknüpft werden.

Wir konstatieren daher:

Haben zwei verschiedene Meßergebnisse, bei denen jeweils der Zeiger „anspricht“, d.h. nicht mehr auf 100 zurückgeht, eine funktionale oder resonanzkettenmäßige Beziehung, geht der Zeigerwert beim Filterprozeß wieder auf 100 zurück.

Dieser „Filter“-Prozeß ist eine wertvolle Hilfe für den Tester beim Herausfinden von „Kausal“-Zusammenhängen. Ich habe das Wort Kausal bewußt in Anführungszeichen gesetzt, weil diese Kausalität erst einmal eine sehr vordergründige ist, aber für unser therapeutisches Vorgehen als Definitionshilfe und Behandlungsverständnis ausreicht. Wir werden in den folgenden Kapiteln einige Anwendungsgebiete näher kennenlernen, so daß diese Aussage eine weitere Vertiefung finden wird.

Der Biologische Index

Ein alter Satz aus der Erfahrungsheilkunde lautet: Der Mensch ist so alt wie sein Bindegewebe.

Bedenkt man die immense Bedeutung des Mesenchyms für die Versorgung sämtlicher Parenchymzellen, d.h. der Zellen, die im Sinne einer Spezialisierung bestimmte Sonderaufgaben (Arbeitsteilung) übernommen haben, so wird klar, daß uns der Zustand dieses ubiquitären Gewebes nicht gleichgültig lassen sollte.

Mit einem Testsatz aus Mesenchym in mehreren Potenzierungsstufen kann man den Zustand des Bindegewebes als sogenannten Biologischen Index feststellen und in Relation zum tatsächlichen chronologischen Alter setzen. Die biologische Altersstufe, wie man diesen Zustand früher bezeichnete, bezieht sich ausschließlich auf die physisch-zellulären Bereiche des Individuums und erlaubt keine Extrapolation auf den Intelligenzquotienten oder die geistige Beweglichkeit.

Der Weg des Menschen von der Wiege bis zur Bahre ist von Auf-, Um- und Abbauprozessen begleitet, d.h. die Grundbausteine des Individuums versuchen, gesteuert durch in letzter Konsequenz uns noch verborgene Muster, den Menschen in einem für seine jeweilige Altersstufe adäquaten Balance-Zustand zu halten.

Bei diesen Betrachtungen erscheint es aus didaktischen Gründen notwendig, Fragen wie Schicksal, Bestimmung und Karma auszuklammern, da sie

a) das Verständnis unendlich erschweren und

b) im Rahmen unserer bioenergetischen Messungen ohnehin nicht beantwortbar sind.

Wir beziehen uns auf die reine Physis. Nun könnte ich mir Einwände vorstellen wie: Es ist der Geist, der sich den Körper baut. Oder: Der Körper ist die unterste

Instanz. Oder: Geist und Seele haben Auswirkungen auf den Körper.

Das ist sicherlich korrekt und unterliegt überhaupt keinem Zweifel. Was bei der Feststellung des Biologischen Index als Ergebnis herauskommt, ist die Gesamtheit der Auswirkungen auf den Körper, die sein So-Sein „verursachen" und ihn damit zu dem machen, was er gerade ist.

Aus der täglichen Praxis ist nun die häufige Diskrepanz zwischen tatsächlichem Aussehen (der „ungeschminkte" Biologische Index) und dem chronologischen Alter geläufig. Vielfach ist also das biologische Alter höher als das chronologische Alter. Dieser Menschentypus wirkt müde, verbraucht, abgearbeitet, überlastet, gestreßt. Es wird nunmehr das Bestreben des naturheilkundlichen Arztes sein, nach Gründen zu forschen und gegebenenfalls eine kombinierte Regenerations- und Revitalisierungskur einzuleiten, in die der Patient als aktiver verständnisvoller Partner und nicht als passiver Befehlsempfänger eingebunden werden sollte.

Das Mesenchym kann durch eine Reihe von Faktoren belastet sein:
Konstitutionsmäßig (in der Iris-Diagnostik als mesenchymale Konstitution bekannt, Volksmund: Maßliebchen-Iris)

Berufsmäßig: Sitzende Tätigkeit, wenig Bewegung

Wenig Flüssigkeitszufuhr (keine Ausscheidung)

Geopathogene Belastung

Herdfaktoren, Störfelder

Ernährungsmäßiges Fehlverhalten

Umwelt- und Arbeitsplatz-Toxine wie bereits erwähnt: psychogene Komponenten

Jeder dieser Faktoren für sich kann Wirkungen auf die nutritive, nervale und hormonelle Versorgung des „Endverbrauchers" Parenchymzelle haben.

Die terminale Transitstrecke kann in derartigen Fällen zu einer nur noch schwer zu durchquerenden Hürdenstrecke werden.

Es versteht sich von selbst, daß eine Summation mehrerer oben aufgeführter Einflüsse zu einer Kumulation der Auswirkungen auf das Mesenchym führen kann.

Für das Testverfahren des Biologischen Index stehen uns insgesamt 21 Ampullen potenzierten embryonalen Mesenchyms zur Verfügung.

H. W. Schimmel unterscheidet wie folgt

Kindheitsalter -

Geburt - 14. Lebensjahr

Erwachsenenalter -
14. Lebensjahr bis 65. Lebensjahr

Greisenalter -
65. Lebensjahr bis zum Tod

Bei der weiteren Zuordnung der

Biologisches Alter im VEGATEST-Verfahren

1	**2**	**3**	**4**	**5**	**6**	**7**	=	Kindheitsstufe (bis 14. Lebensjahr)
D2	D3	D4	D5	D6	D7	D8	=	potenziertes Mesenchym
8	**9**	**10**	**11**	**12**	**13**	**14**	=	Erwachsenenstufe (15.–65. Lebensjahr)
D15	D16	D17	D18	D19	D20	D21	=	potenziertes Mesenchym
15	**16**	**17**	**18**	**19**	**20**	**21**	=	Greisenstufe (65. Lebensjahr bis Tod)
D30	D31	D32	D33	D34	D35	D36	=	potenziertes Mesenchym

Aufgrund mehrjähriger Erfahrung kann man nunmehr dem biologischen Alter verschiedene medizinische Bedeutungen zuordnen.

Stufe 1–6	=	gute Zellatmung – Mesenchym als Transitstrecke weitestgehend frei von Belastungen – Behandlungsbedürftigkeit unwahrscheinlich. Ausnahmen möglich – siehe weitere Ausführungen.
ab Stufe 7	=	gesundheitliche Störungen bis zu schweren Erkrankungen
Stufe 7–10	=	sogenannte praeklinische Phasen im Sinne von funktionellen Störungen, welche mit klinischen Methoden in der Regel noch nicht erfaßt werden können und als »klinisch gesund« imponieren
ab Stufe 10	=	Beginn von klinisch erkennbaren Erkrankungen
Stufe 10–13	=	klinisch erkennbare Erkrankungen
Stufe 13–15	=	Beginn von chronisch degenerativen Tendenzen, welche im VEGATEST-Verfahren als Praemalignosen imponieren, jedoch klinisch noch nicht erkannt werden und sich hinter einer klinisch definierten Erkrankung verbergen können
Stufe 16–17	=	Mikromalignosen, welche, je nach Art und Lokalisation, manchmal klinisch diagnostiziert werden können, häufig jedoch auch nicht
Stufe 18–21	=	Makromalignose mit meist erkennbarer klinischer Diagnose

Testampullen sei die von Schimmel angegebene Einstufung aufgeführt.

Das Austesten des Biologischen Index erlaubt uns somit die ungefähre Einschätzung des Gesamtzustandes.

Die Empirie zeigt, daß der Mensch in der Regel zwei Altersstufen aufweist, die jeweils 1 Stufe oberhalb und unterhalb einer nicht ansprechenden Leerstufe liegen.

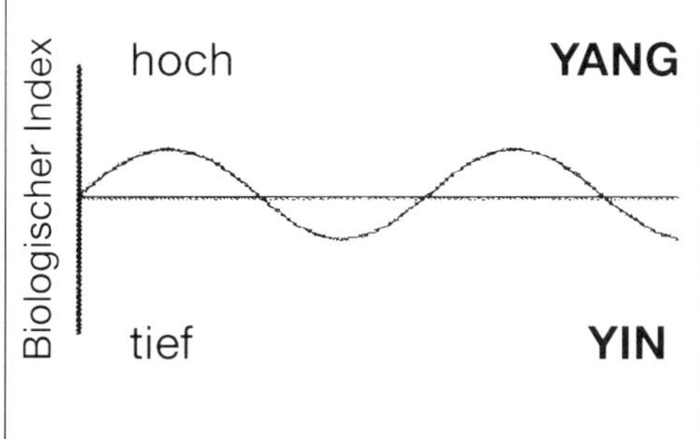

ABB 22

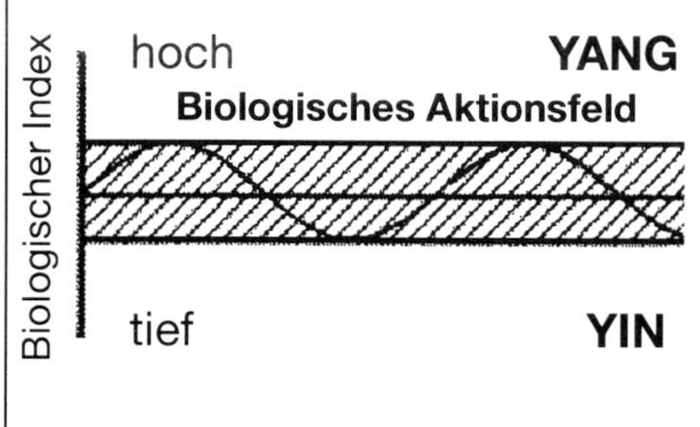

ABB 23

Wie ist das zu verstehen?

Nehmen wir dazu ein Beispiel:

Bei einem Patienten wurde der Biologische Index 8 - 10 gemessen.

Aus der chinesischen Akupunkturphilosophie sind uns die Begriffe Yin und Yang bekannt.

Übertragen wir deren Gedankeninhalt auf die Biologischen Indices, so kann man sagen:

Tiefster Biologischer Index = Yin
Höchster Biologischer Index = Yang

Die Natur hat offensichtlich unserem hypothetischen Individuum für sein Alter die Variationsbreite zwischen 8 und 10 zugewiesen, wobei 9 die gedachte “Mitte“ im wahrsten Sinne des Wortes ist, die aber so schwer zu erreichen ist, da stets zwei Pole am Menschen zerren.

Der höchste Pol ist die Grenze der jugendlichen Dynamik(Yang), in die der Mensch hineingehen kann, ohne sich zu verausgaben, immer unter dem Aspekt der darauffolgenden Erholungs- und Ruhephase (Yin), die dem Wiederaufladen der Batterie gilt.

Verausgabung kostet Kraft, daher gleitet der Mensch mit seinem Mesenchym zwangsweise in die

Yang-Phase hinein. Bewegt sich der Mensch in diesem biologischen Aktionsfeld, so wird er sich wahrscheinlich einer passablen altersadäquaten Gesundheit erfreuen dürfen.

Es scheint nachgerade dem Menschen vorgeschrieben zu sein, Höhen und Tiefen zu erleben, sie zu suchen, sie aktiv auszufüllen. Nur der Mut, an die Grenze des biologischen Aktionsfeldes zu stoßen, sich innerhalb dieses Feldes tätig zu bewegen, kann mit dem Begriff Leben bedacht werden.

Ein monotones Entlanglaufen auf einer fiktiven Geraden, wenn wir einmal die mittlere Altersstufe vereinfacht geometrisch derart betrachten wollen, kann nicht im Sinne der Evolution liegen.

Zwar ist es dem Menschen möglich, in gewissen Bewußtseinszuständen wie tiefer Meditation diesen Zustand, den ich unter erheblichem Vorbehalt an dieser Stelle einmal als "Sein" bezeichnen möchte, einzunehmen. Aber dann wieder ergeht vom Leben der Aufruf in das Handeln, um sich in die evolutive Forderung des „Werdens" einzukoppeln.

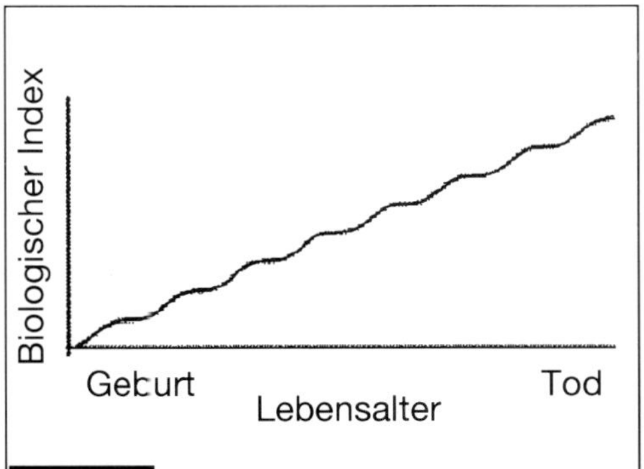

ABB 24

Natürlich bleibt der Mensch im Laufe seines Lebens nicht innerhalb des gleichen biologischen Aktionsfeldes. Da der Mensch nur ein "Gast auf dieser trüben Erde" ist, wie Goethe es formulierte, verschiebt sich (leider für das Individuum, aber durchaus im Sinne der Evolution) das Aktionsfeld nun weiter nach oben!

Grafisch ließe sich dieser Weg wie folgt darstellen.

Diese Gedanken sind nur ein oberflächliches Anreißen, genügen aber, um das Prinzip der zwei Altersstufen, der zwei Biologischen Indices zu begreifen.

Vielfach spricht neben den beiden Biologischen Grund-Indices noch eine dritte höhere Stufe an.

Molybdäum D 800 - Hinweis auf mehr als zwei Altersstufen

Das Ansprechen dieser Testampulle deutet immer auf Immundefizite und prämalignöse, wenn nicht gar malignöse Prozesse hin.

Der ideale Biologische Index

Für die Erfassung der Gesamtheit des uns gegenübersitzenden Menschen ist das Wissen, wo er eigentlich stehen sollte, von großer Relevanz.

Es gibt für jeden Menschen in jedem Alter eine ideale biologische Altersstufe.

Cuprum D 400 - Filterampulle zur Bestimmung des idealen Biologischen Index

Das Verfahren ist wie folgt: Ausgehend vom gemessenen tatsächlichen Biologischen Index filtert man über Cuprum D 400 . Diejenigen mesenchymalen Potenzierungsstufen, bei denen der Wert wieder auf 100 zurückgeht, ist die Altersstufe, die für den Patienten zum jetzigen Zeitpunkt ideal ist und bei deren Vorliegen erfahrungsgemäß ein subjektives körperliches Wohlbefinden vorliegt.

Diese Stufe sollte keinesfalls unterschritten werden.

Daher soll an dieser Stelle gleich allen Spekulationen entgegengetreten werden, die da glauben, mit irgendwelchen Manipulationen sei der Mensch künstlich zu verjüngen.

Dann - und nur dann - wenn Biologischer Index und chronologisches Alter eine gewisse Kongruenz haben, kann man von einer Art Idealzustand sprechen, die der Patient meistens auch als solchen verspürt.

Bei einer Diskrepanz zwischen beiden Werten erhalten wir durch die Höhe der Differenz zumindest eine Vorstellung über die Therapiebedürftigkeit des Patienten, und zwar darüber, was

a) der Therapeut tun sollte und

b) der Patient selbst zu einer Verbesserung beitragen muß.

Eine passive Konsumentenhaltung mit Projektions- und Klagetiraden ist einer derartigen Therapie in keinster Weise förderlich.

Der Biologische Index als Filterampulle

Neben der qualitativen (normalen) Testaussage ist vielfach eine quantitative Angabe bestimmter Belastungen der verständnismäßigen Nachvollziehbarkeit durch den Patienten dienlich, besonders bei Menschen, deren Denken stark intellektuell oder mathematisch-naturwissenschaftlich ausgeprägt ist - sofern sie überhaupt dieser Untersuchungsmethode gegenüber offen sind.
Als Bezugsgröße ist dafür der Biologische Index geeignet, wie es in dem Kapitel „Das Problem der Quantität“ beschrieben ist.

Prüfen auf Effektivität und Verträglichkeit

Nach einer Diagnose erwartet der Patient mit Recht eine Therapie.

Nach der mehr oder weniger umfassenden Elektroakupunktur-Untersuchung wird der Arzt/Zahnarzt die für den Patienten notwendigen Medikamente, seien sie nun allopathischer, phytotherapeutischer, homöopathischer Natur mit dem gleichen Verfahren heraussuchen oder er wird die in Frage kommenen individuellen biophysikalischen Einstellmöglichkeiten austesten.

In der Regel werden es mehrere Heilmittel sein.

Nun erheben sich folgende Fragen:

a) sind diese Mittel (einzeln oder insgesamt) überhaupt effektiv und

b) sind diese Mittel (einzeln oder insgesamt) für den Patienten verträglich.

Zum besseren Verständnis wollen wir uns diesem außerordentlich wichtigen Thema sukzessive nähern.

Der Normalfall

Beim Test wird die Störung (funktional, energetisch, o.ä.) eines Organs ermittelt.

Der Therapeut wird jetzt in seinem Gedächtnis oder in einem Nachschlagewerk / Kompendium nach geeigneten Mitteln suchen. Dasjenige Mittel, das den Zeiger nicht wieder auf 100 zurückbringt, „paßt“ also , hat Wirkung. Eine Differenzierung ist möglich, wenn man das Ausmaß des Zeigerrückgangs mit in Betracht zieht: Je weiter der Zeiger zurückgeht, desto größer ist die Wirkung.

Der Normalfall mit Filtern

Gestörtes Organ und Heilmittel sind ausgetestet worden.

Es besteht nunmehr die Möglichkeit, die ermittelten Medikamente über das gestörte Organ zu filtern. Nur die Heilmittel, die dabei den Wert auf 100 zurückbringen, werden wirkungsmäßig zu bevorzugen sein.

Nicht immer liegen die Dinge so einfach. Bei längerem Vorliegen von Erkrankungen ergibt sich eine Komplexität, die zumeist mehrere Medikamente erfordert.

Das gilt insbesondere für Probleme, die den ganzen Menschen erfaßt haben, z.B. Rheumatismus oder ein fiebriger Infekt.
Es wäre viel zu kompliziert, nun jedes einzelne Heilmittel in dem eben beschriebenen Procedere durchzutesten.

Dafür gibt es generelle Verfahren.

Sämtliche Mittel werden nunmehr zur Abklärung der Effektivität über Ferrum met D 12 und zur Prüfung auf Verträglichkeit über Manganum D 30 gefiltert, wobei man zwischen Phytotherapeutika, Tees, Homöopathika einerseits und Allopathika andererseits von vornherein trennen sollte.

Ein Rückgang auf jeweils 100 bedeuet:

Die Mittel in ihrer Gesamtheit sind sowohl effizient als auch verträglich. Im umgekehrten Fall, d.h. der Zeiger erreicht 100 nicht, ist in der ausgetesteten Heilmittelkomposition mindestens ein Medikament, wenn nicht sogar mehrere, die zwar allein wirken, aber in Verbindung mit anderen Mitteln nicht effizient oder verträglich sind.

Dann muß man sämtliche Mittel aus der Wabe herausnehmen und nacheinander, d.h. jede getestete Ampulle in der Wabe belassen und die folgende dazustellen, bis der Zeiger beim Filtern nicht mehr auf 100 zurückgeht.

Dasjenige Mittel ist dann das gesuchte, das nicht harmonisch in das Miteinander der Ampullen hineinpaßt. Selbstverständlich kann es nicht nur eines, sondern es können auch mehrere sein.

Das gilt für die Fragen nach der Effektivität und der Verträglichkeit.
Wie aus Tabelle 2 hervorgeht, besteht eine weitere Unterteilung:
Manganum D 26 - Ferrum D 26
mehr stoffliche Schwingungen + Niedrigpotenzen

Manganum D 800 - Ferrum D 800 -
Für Hochpotenzen ab einschließlich D 30

Verträglichkeit und Effizienz
(sog. „Filter"-Verfahren)

Ferrum metallicum D12
Globaler Hinweis auf Effizienz

Ferrum met. D 26
Urtinkturen
Tiefpotenzen
Materialien
Tees
Phytotherapeutika
Allopathika

Ferrum met. D 800
Hochpotenzen

Manganum metallicum D 60
Globaler Hinweis auf Verträglichkeit

Manganum met. D 26
Urtinkturen
Tiefpotenzen
Materialien
Tees
Phytotherapeutika
Allopathika

Manganum met. D 800
Hochpotenzen

Testung von Allopathika

Diese Differenzierung ist für das Ermitteln effektiver und verträglicher Allopathika von eminenter Bedeutung.

Wir dürfen nicht in den Fehler mancher „Bio“-Extremisten verfallen und sämtliche „Chemie-Produkte“ verteufeln.

Wenn es denn entweder nicht ohne allopathische Mittel geht (denken Sie z.B. an Diabetes) oder wenn Antibiotika verordnet werden müssen, dann können wir mit dieser Möglichkeit der Testung das effektivste und zugleich relativ verträglichste Mittel herausfinden.

Damit sind wir schon einen gewaltigen Schritt weiter als die “Pi-mal-Daumen-Verordner“.

Denn viele Mittel aus der Retorte sind effektiv - man braucht dazu nur auf die Nebenwirkungs-Liste zu sehen. Effektiv ist also alles, was Effekte hervorbringt. Daran mangelt es meistens nicht. Die entscheidende Frage ist die Prüfung der Verträglichkeit.

Damit verhilft man dem Patienten zu einem einigermaßen angenehmen Wohlbefinden - trotz chemischer Medikamente.

Fassen wir daher noch einmal in Kürze zusammen:

1. Schritt
Allopathikum spricht an - Hat Wirkung in jeder Hinsicht
Allopathikum spricht nicht an - Indifferent, wirkungslos, Geldverschwendung

2. Schritt
Falls das Allopathikum anspricht
a) Filtern über Manganum D 26 (stoffliche Schwingung)
Zeiger geht nicht auf 100 zurück
Das Mittel wird unverträglich sein

b) Filtern über Manganum D 26
Zeiger geht auf 100 zurück
Das Mittel ist zur Zeit verträglich

Ähnlich wird beim Austesten der zahnärztlichen Materialien verfahren, mit einem einzigen Unterschied:

Man wird ein Material bevorzugen, das beim Grundtest nicht anspricht, denn das bedeutet Indifferenz, genau das, was wir uns von einem zahnärztlichen Material wünschen, nämlich reaktionslos mit den Gebilden der Mundhöhle zu interagieren

Das Prüfen von Hochpotenzen

Während meiner Kurstätigkeit und in meiner Praxis erhielt ich immer wieder einmal den Hinweis, daß mancherorts mit Hochpotenzen leichtsinnig, unreflektiert, ja sogar fahrlässig umgegangen wird.

Wenn es im herkömmlichen Sinn auch nicht so aussehen mag, Hoch- und Höchstpotenzen bedürfen einer genauesten Abwägung.

Das Standard-Motto vom Molekül im Bodensee als Anti-Homöopathika-Argument zeugt von bodenlosem Unverständnis der Schöpfungsprinzipien der Natur.

Potenzierung heißt energetische Dynamisierung, wobei irgendwann die materiellen Bereiche verlassen werden.

Das heißt nun aber im energetisch-pharmakologischen Sinn nicht etwa, daß keine Wirksamkeit mehr vorhanden ist - im Gegenteil.

Hohe und höchste Potenzen eines homöopathischen Mittels setzen in den feinstofflichen Bereichen, der Psyche und gar der Mentalebene an.

Ein falsch gewähltes Mittel in hoher Potenz ist wie ein psychisches oder geistiges Implantat und kann - mit Abstrichen - einer hypnotischen Beeinflussung gleichgesetzt werden.

Hochpotenzen können die Persönlichkeitsstruktur verändern.

Daraus folgert: Homöopathische Hoch- und Höchstpotenzen bedürfen einer kritischen Überprüfung.

Daher ist das Filtern über Ferrum met. D 800 und Manganum D 800 eine Conditio sine qua non für jeden verantwortungsbewußten Tester.

In meiner Praxis erscheint kein Mittel ab einschließlich der D 30 auf dem Rezeptblock oder als Praxisgabe, ohne auf diese Weise bioenergetisch „hinterfragt" zu sein.

Sind Hochpotenzen überhaupt indiziert?

Nach meinen bisherigen Erfahrungen kann im VEGATEST diese Frage beantwortet werden.

Manganum met. D 800 - Hinweis auf die Möglichkeit/Notwendigkeit von Hochpotenzen.

Die bislang ermittelten Ergebnisse lassen sich folgendermaßen komprimieren:

Hoch- und Höchstpotenzen sind oft kontraindiziert, wenn der Patient

a) mit Toxinen überfrachtet ist

b) eine starke Herdbelastung aufweist

c) auf einer geopathischen Zone schläft

d) viele Amalgamfüllungen im Mund hat
e) starken elektromagnetischen Feldern ausgesetzt ist.
Nach einer grundlegenden Sanierung bzw. Ausleitung mit tieferen Potenzen kann der spätere Einsatz von Hochpotenzen durchaus für den Patienten der geeignete Anstoß sein, im Rahmen der Therapie besser die eigene Mitte zu finden bzw. seinen Weg zu gehen.

Der Zahnärztliche Vortest-Testsatz

Allgemeines

Dieser spezielle, auf die Belange des Zahnarztes bzw. der zahnärztlich interessierten Allgemeinmediziner abgestellte Testsatz ist aus mehreren Gründen entstanden.

Auf die Gesamtzahl der Ärzte/ Zahnärzte bezogen, sind es nach meiner Erfahrung prozentual mehr Zahnärzte als Ärzte, die sich auf irgendeine Weise mehr oder weniger mit der Elektroakupunktur im allgemeinen- und speziell mit dem VEGATEST-Verfahren befassen. Die bislang verfügbaren Testsätze trugen dem aber in keinster Weise Rechnung.

Was die Häufigkeit des Herdgeschehens anbetrifft, dürften die Zähne zu den am meisten vorkommenden Störfeldern gehören. Immerhin können es insgesamt bis zu 32 Zähnen sein, die im Normalfall zum Focus werden können (Anomalie und überzählige Zähne wie die hin und wieder angelegten Neuner sind dabei ausgeklammert).

Die Hinweis-Ampulle Ostitis comp.Pascoe hat nur globalen Aussagecharakter. Die weiteren Ampullen des Vortestsatzes dienen der weiteren Lokalisierung bzw. der feineren Differenzierung. Der Vortest erspart dem Tester unter Umständen ermüdende Detailtests bzw. läßt das Schwerpunktgeschehen deutlicher werden.

Bevor wir ins Detail gehen, muß eines noch einmal in aller Deutlichkeit ausgesprochen werden:

1. Nicht jeder avitale Zahl bzw. nicht jede chronische Kieferostitis stellt zum Zeitpunkt der Messung ein Herdgeschehen dar.

2. Wenn trotz Vorhandensein von wurzelbehandelten Zähnen oder vielleicht exakter formuliert: von ein oder zwei toten Zähnen die Testampulle Ostitis comp. nicht anspricht, ist das ein Hinweis auf eine Nichtbelastung des Organismus bzw. auf eine weitgehende Störungsfreiheit auf die dazugehörigen Resonanzketten - immer

auf den Zeitpunkt der Testung bezogen. Es ist durchaus denkbar, daß diese Herde aus ihrer Latenz in die aktuelle „Wirksamkeit“ treten können. Mit der Testung kann immer nur der Status praesens erfaßt werden - alle Prognosen, Extrapolierungen oder wichtigtuerischen Andeutungen sollten unterlassen werden bzw. in einem sprachlich einfühlsamen Modus an den Patienten weitergegeben werden.

Daher halte ich diese Globaltests für so wichtig. Erst dann, wenn sie einen Hinweis geben, und nur dann, sollte die Spur weiterverfolgt werden.

Viele exodontitische Exzesse könnten dadurch vermieden werden, denn nicht immer - und das muß einmal deutlich konstatiert werden - geht es dem Patienten danach besser.

In diesem Falle ist voreilig und ohne Übersicht ein Störfeldgeschehen zum Primären und Wichtigsten befördert worden, obwohl es das in keinster Weise war.

Ich verweise daher noch einmal auf die bereits erwähnten Vortestampullen

Causticum D 200 -
signifikanter Focus

Causticum D 400 -
dominanter Focus

Nach der generellen Übersicht sollte die Frage der jeweiligen Herdpriorität durch das Filtern über die Ampulle vorgenommen werden, die zuvor ansprach.

Wie immer, zum besseren Verständnis ein Beispiel:

Im Test spricht an: Causticum D 200, also ein Hinweis auf das Vorliegen eines beträchtlichen Störfeldes.

Im Organtest sprechen folgende Ampullen an:
Sinusitis comp., Ostitis comp., Tonsillae palatinae, Appendix vermiformis, Colon.

Wir stellen nunmehr diese Organampullen nacheinander in die Wabe und bringen dazu jeweils die Ampulle Causticum D 200 ein, die jetzt als Filter-Ampulle wirkt.

Nur die Organe, bei denen das Zuschalten von Causticum D 200 den Zeigerwert wieder auf 100 bringt, sind signifikante Störfelder, die restlichen sind von untergeordneter Bedeutung und bedürfen zum Zeitpunkt der Messung keiner gesonderten Therapie.

Ähnlich verfährt man mit Causticum D 400, wobei in diesem

Fall meistens nur ein Störfeld vorliegt, das aber dann in seiner Auswirkung die anderen Herde in den Schatten stellt.

Übertragen wir diese Erkenntnisse auf die Zahnheilkunde, so wird man beim gleichzeitigen Vorliegen von Zahnherden und anderen Störfeldern immer die Prioritätsfrage stellen müssen.

Mehrere Möglichkeiten kommen in Frage

a) Zahnherde = Dominanter Focus

Bei Belastungsstärken ab 5 (quantitative Messung siehe später) ist das meist der Fall.

Dann steht die Zahnherdsanierung im Vordergrund, die resonanzkettenmäßig gestörten Organe bedürfen einer Parallel-Therapie. Wie das vonstatten geht, welche Mittel eingesetzt werden, ist im Rahmen dieses Buches aus Platzgründen nicht im Detail ausführbar.

b) Zahnherde und andere Foci stellen signifikante Störfelder dar.

In der Genese sind folgende Gedankenmodelle möglich:

Ein erkranktes Organ irritiert eine gesamte Resonanzkette, so daß der dazugehörige Zahn (oder die zugehörigen Zähne) „reagiert“, d.h. schmerzt oder empfindlich ist, ohne daß mit klinischen Methoden irgendein Grund feststellbar ist, es ist beispielsweise keine Füllung vorhanden, kein Fehlkontakt, keine röntgenologisch sichtbare pathologische Struktur.

Glaubt nun ein Zahnarzt den Stein der Weisen gefunden zu haben, indem er den schmerzenden Zahn durch eine Wurzelbehandlung „kaltstellt“, tritt das Geschehen in eine neue Phase.

War bislang das Geschehen einseitig ausgerichtet, tritt jetzt eine bilaterale Wirkung hinzu, ein Phänomen, das ich als Ping-Pong-Effekt bezeichne.

Aus

Organ → Zahn

wird

Organ ⇄ Zahn

Ein odontogenes Störfeld führt über einen langen Zeitraum hinweg zu einer Verselbständigung eines Organs (Resonanzkette!) als Herd.

Der Effekt ist nunmehr der gleiche wie zuvor beschrieben.

Um aus einer solchen Patt-Situation auszubrechen, wird man in der Regel das Zahn-Störfeld beseitigen.

Bei dieser Therapie ist folgender Grundsatz von eminenter Bedeutung:

Hat ein dentales Störfeld ein anderes Organ zum chronischen Herd werden lassen, muß bei einer Zahnherdsanierung dieses Organ unbedingt mittherapiert werden, da sonst die Wundheilung gefährdet und die Wahrscheinlichkeit eines Rezidivs besteht.

c) Sind Zahnherde weder signifikant noch dominant, hat die Behandlung der anderen Störfelder absoluten Vorrang.

Der Testsatz

Im Sinne einer Kaskaden-Prüfung, d.h. von oben nach unten, wird man viele Testampullen erst nach dem Ansprechen des Globalhinweises einsetzen.

Zur Wiederholung

Nosoden-Kplx. Ostitis comp. = Hinweis auf dentogene Störfelder

Der Zahnärztliche Vortest-Testsatz setzt sich wie folgt (Seite 93) zusammen:

Dieser Testsatz, der komplett von der Firma Vega beziehbar ist, kann um folgende Testampullen erweitert werden (fakultativ):

*Nervus trigeminus D 4** - Hinweis auf Läsionen/Störungen des Nervus trigeminus

*Nervus facialis D 4** - Hinweis auf Facialis-Störungen

*Odontoblasten D 3** - Schäden der im Dentin enthaltenen organischen Struktur (meist Präparationsschäden)

*Musculi masticatorii Komplex D 4** - Hinweis auf Störungen der orofacialen Muskulatur

*Giugira D 4** - Hinweis auf Störungen des jeweiligen Organs - dies bezieht sich auf alle Organe

*Periodentium D 4** -

*Lingua D 4** -

*Glandula sublingnalis D 4** -

*Glandula submandibularis D 4** -

*Glandula parotis D 4** -

*Larynx D 4** -

*) *Diese Testampullen sind vor Jahren eigens für den Autor von der Firma Wala in begrenzter Stückzahl hergestellt worden.*

Zahnärztlicher Vortest-Testsatz

Ostitis comp.	Hinweis auf kieferost. Prozesse jeglicher Art
Maxilla D 4 Mandibula D 4 Articulatio temp.-mand. D 4	Hinweis auf Störungen in diesem Gebiet
Alveoli dentales D 4	Hinweis auf Überlastung einzelner Zähne, falsche Okklusion, Frühkontakte
Membrana sinus maxillaris D 4	Hinweis auf chronische Veränderungen des Sinus maxillaris
Nos. chronische Pulpitis D 30 Nos. gangränöse Pulpa D 30 Nos. wurzelbehandelter Zahn D 30 Nos. radikuläre Zyste D 30 Nos. Kieferostitis D 30	Hinweis auf Vorliegen des jeweiligen pathologischen Zustandes
Nos. Zahnsäckchen D 30	Hinweis auf retinierte/verlagerte Weisheitszähne
Nos. Periodontitis D 30 Nos. Zahnfleischtasche D 30	Hinweis auf parodontale Schädigungen
Nos. Mycosis oris D 30 (Sdf)	Hinweis auf orale Pilzbelastungen
Anorg. Fluorverbindung D 30 (Sdf) Organ. Fluorverbindung D 30 (Sdf)	Hinweis auf ein Zuviel an Fluor
Silberamalgam D 30 Non gamma Amalgam D 30	Hinweis auf Belastung durch diese Füllungsmaterialien
Olivenöl, kaltgepreßt	Hinweis auf vorhandenes Energiedefizit Kontraindikation für aufwendige zahnärztliche Sanierungen
Oxypangam	Hinweis auf Sauerstoffdefizit (Bei Filterung über Periodontites oder Zahnfleischtasche: Hinweis auf orale Anarobier)

Dieser Testsatz ist selbstverständlich kein Ersatz für eine klinische und röntgenologische Untersuchung, sondern hat nur eine Art Hinweis-Charakter.

Er dient dem Arzt/Heilpraktiker, der mit der VEGATEST-Methode arbeitet und mit einem aufgeschlossenen Zahnarzt kooperiert, zur Weitergabe der Information als Führungshilfe und zur besseren Erkennung des Schwerpunktgeschehens.

Der Zahnarzt wird ähnlich verfahren, indem es ihm auf diese Weise möglich wird, das Wesentliche vom Unwesentlichen zu trennen.

Die Einzelampullen des Testsatzes

Maxilla D 4/ Mandibula D 4 - Hinweis auf Störfelder o.ä. in diesem Bereich.

Mit diesen beiden Ampullen ist eine relativ sichere Vorentscheidung möglich. Was beim bezahnten Kiefer mit seinem im Röntgenbild sichtbaren wurzelbehandelten Zähnen relativ einfach ist, ist beim totalen Zahn-Verlust im Ober- oder Unterkiefer nicht mehr so einfach.

Mit dieser Abgrenzung kann der Tester sich auf den wirklichen Belastungsbereich konzentrieren und muß sich nicht der relativ ermüdenden Testung sämtlicher Zahnareale unterziehen.

Es reicht aus, nur den Kiefer zu testen, der als tatsächlich belastend anspricht.

Wie das geschieht, wird im folgenden noch abgehandelt.

Articulatio temporo-mandibularis D 4 - Störungen im Kiefergelenk.

Entweder liegt es an den zunehmenden umfangreichen prothetischen Versorgungen oder an einer falsch ausgerichteten kieferorthopädischen Behandlung im Kindesalter oder an einer zunehmenden „Minderwertigkeit“ der Gelenke oder an einem Zusammenspiel dieser Faktoren.

Denn eins steht fest: So viel Kiefergelenkprobleme wie heute gab es offenbar früher nicht.

Da in „Jenseits der Molaren“ das Kiefergelenk aus meiner Sicht ausführlich abgehandelt wurde, sei an dieser Stelle auf die Notwendigkeit hingewiesen, diese „doppelspännige“ Conjunctio mit in das diagnostische Repertoire einzubeziehen. Da meistens ein Zusammenspiel mit muskulärem Fehlverhalten vorliegt, spricht zusätzlich die Testampulle Musculi masticatorii komplex D 4 ebenfalls an.

Alveoli dentales D 4 - Hinweis auf Überlastung, Frühkontakte etc.

Diese Ampulle entspricht oft einer Belastung durch Okklusionstraumata. Ein weiteres Äquivalent können Störfelder im Kieferbereich sein, also eine ähnliche Aussage wie Maxilla/Mandibula.

Membrana sinus maxillaris D 4 - Hinweis auf chronische Veränderungen der Kieferhöhle

Eine Reihe von pathologischen Erscheinungen betreffen die Oberkieferseitenzähne und die Kieferhöhle direkt.

Im Falle avitaler Zähne und krankhafter Prozesse im Oberkiefer ist eine Mitbeteiligung der Kieferhöhle meistens nicht auszuschließen - es liegt eine dentogene Sinusitis vor.

Zur Abklärung dient uns wiederum das Prinzip des Filterns.

Membrana sinus maxillaris D 4 über Ostitis comp. gefiltert zeigt die „ursächlichen" Zusammenhänge auf.

Wenn ich an dieser Stelle wieder einmal das Wort „ursächlich" in Anführungszeichen setze, so deutet es auf ein tiefes inneres Unbehagen hin, Wörter wie Causa oder Ursache leichtfertig oder voreilig in den Mund zu nehmen oder zu Papier zu bringen, weil eine Ursache letztendlich wiederum eine Ursache hat und so fort.

Sehen Sie, werte Leserin, werter Leser, diese Wörter daher nur als oberflächliche Hilfskonstruktionen an, die uns ein vordergründiges Verständnis schaffen, ohne sich bei der quasi nie endenden Ursache-Wirkungskette zu verlieren.

Steht also die Priorität der Kieferbelastung fest, ist es die Aufgabe des Zahnarztes/Kieferchirurgen, den ersten Schritt zu tun, da sämtliche Manipulationen an und in der Kieferhöhle allein den Mißerfolg bereits in sich bergen.

Nos. chronische Pulpitis D 30 - Hinweis auf diesbezügliche Prozesse im Zahnbereich

Nos. gangränöse Pulpa D 30 - Hinweis auf diesbezügliche Prozesse im Zahnbereich.

Dieses Kapitel ist einer der schwersten Abschnitte überhaupt, da es - leider - ein Begleitumstand unserer heutigen Zeit ist.

Worauf schon *Türk* vor einiger Zeit hingewiesen hat, kann ich nur bestätigen: Die hochtourige Turbine für die Präparation hat für die Vis vitalis des Einzelzahns beträchtliche Nachteile. Waren die Ringdeckelkronen unserer Berufs-Vorfahren sicher nicht immer eine parodontale Augenweide, so hatten sie einen entscheidenden Vorteil: Die Pulpa war gesund (immer unter der Voraussetzung eines vorher auch unlädierten Zahnes).

Das hochtourige Präparieren reißt die Odontoblastenfortsätze aus ihren Kanälen, so daß das Biotop Pulpa empfindlich gestört wird. Da heutzutage der schöne Schein gefragt ist und Jugendfrische = Porzellan diesem Täuschungsmanöver am besten dient, muß für die gewünschte Porzellanverkleidung, möglichst bis zum letzten Zahn, viel Substanz geopfert werden.

Diese Testampulle gibt einen Hinweis auf das Vorliegen einer derartigen Situation.

Die genaue Selektierung soll später erläutert werden.

Symptome sind: Starke Kälteempfindlichkeit, man kann die Brücke ohne Schmerzen nicht belasten etc. Wie Sie wissen, sind diese Empfindlichkeitsstörungen nur schwer in den Griff zu bekommen.

Der Übergang von der chronischen Pulpitis zur gangränösen Pulpa zeigt sich symptomatisch an der Schmerzhaftigkeit auf heiße Speisen/Flüssigkeiten.

Vielfach tritt diese Veränderung aber auch ohne subjektive Störungen ein.

Im Röntgenbild ist der erste Zustand oft nur an einer eigenartig veränderten Knochenstruktur um die Zahnwurzel herum zu erkennen (*Türk*).

Im zweiten Fall zeigt sich der Parodontal-Spalt meistens erweitert.

Ohne eine Röntgenaufnahme sollten daher keine therapeutischen Schritte eingeleitet werden.

Nos. Wurzelbehandelter Zahn D 30 - Hinweis auf das diesbezügliche Vorkommen.

Nos. Radikuläre Zyste D 30 - Hinweis auf das diesbezügliche Vorkommen

Zu diesen beiden Punkten gibt es wenig hinzuzufügen.

Die Grenzen von der gangränösen Pulpa über den wurzelbehandelten Zahn bis zur Kieferostitis sind zwar im klinischen Bereich abgesteckt, im bioenergetischen Test aber fließend, daher mit dem Vegatest nicht ohne weiteres exakt definierbar.

Nos. Kieferostitis D 30 - Hinweis auf kieferostitische Prozesse

Die Schulzahnmedizin ignoriert diese Prozesse. Sie werden wie ungeliebte Kinder behandelt, deren Problemen man sich durch Nichtbeachtung nicht annehmen muß.

Und das trotz vieler eingetretener postoperativer Erfolge, die mit diesem enossalen Gebilde rein anatomisch überhaupt nicht in Verbindung zu bringen sind.

Aber - und das muß ehrlich konzediert werden - der erwünschte oder erhoffte Erfolg tritt bei einem hohen Prozentsatz nicht ein.

Die Hinterfragung der Gründe ist aber nicht Thema dieses Buches.

Wir wollen an dieser Stelle einmal konstatieren:

Der Prozeß der chronischen Kieferostitis läßt sich aus der naturheilkundlichen Medizin nicht mehr wegdiskutieren (siehe dazu die Bücher/Arbeiten von *Kramer, Türk*, u.a.)

Die Nosode Kieferostitis ist nur eine Hinweisampulle, es besteht die Möglichkeit der weiteren Unterdifferenzierung:

Chronisch bakterielle Kieferostitis
Sklerosierende Ostitis
Akut bakterielle Kieferostitis
Destruierendes Granulationsgewebe

Exsudative Ostitis

Nos. Zahnsäckchen D 30 - Hinweis auf retinierte /verlagerte Zähne

Hierbei wird es sich meistens um die Weisheitszähne handeln, selbstverständlich können andere retinierte Zähne, wie z.B. die oft verlagerten oberen Eckzähne das Ansprechen dieser Testampulle bewirken.

Um nicht in gedankliche Konfusionen zu kommen, ist der Einsatz dieser Testampulle erst ab einem bestimmten Alter ratsam, wenn das Kieferwachstum abgeschlossen und der Zahndurchbruch erfolgt ist oder sein sollte.

Als Grenzalter kann - als Pauschalhinweis - das zwanzigste Lebensjahr angegeben werden.

Nos. Periodontitis D 30 -
Nos. Zahnfleischtasche D 30 -
Hinweis auf parodontale Erkrankungen

Zur Erinnerung sei noch einmal der Hinweis auf das Kapitel Verstärkerampullen gestattet.

Um Ergebnisse innerhalb dieser Subsysteme zu erhalten, ist das

Zuschalten der Fein - oder gar Ultrafeineinstellung unerläßlich.

Röntgenbild und klinische Untersuchung dienen wie schon zuvor der diagnostischen Arrondierung.

Oxypangam - Hinweis auf Sauerstoffdefizit

Bei dem Präparat Oxypangam handelt es sich um ein Derivat der Pangamsäure, die man heute auch als Vitamin B 15 deklariert.

Oxypangam eignet sich hervorragend als Filterampulle, in diesem Fall filtert man über Periodontitis D 30 oder Zahnfleischtasche D 30.

Geht der Wert wieder auf 100 zurück, ist das ein Hinweis auf das Vorhandensein von Anärobiern, jenen Bakterien, die unter Sauerstoffausschluß in Nischen und Taschen ihr Dasein führen (nicht fristen).

Anärobier (z.B. Borrelien) können zu außerordentlich schwerwiegenden Entzündungen führen.

Die Therapie besteht aus:

a) Zufuhr von Sauerstoff (z.B. H_2O_2 3%ig)

b) Öffnung der Tasche zur Selbstreinigung

c) in schwerwiegenden Fällen muß sogar der Zahn gezogen werden.

Mycosis oris D 30 - Hinweis auf orale Pilzbelastungen

Der Pilz ist zu einer echten Crux geworden (siehe auch unter Monilia albicans D 24).

Wenn zwei Menschen in ein Warmwasserbecken gehen, bekommt nicht jeder zwingend eine Mykose, sondern nur der, der offensichtlich den geeigneten Boden für den Pilz hergibt.

Die häufigsten „Aufenthaltsorte" für Pilze sind die Körperbereiche, wo es warm und feucht ist, also Füße, Genitalbereich, Darm und auch die Mundhöhle.

Aus einem Abstrich, der nachgewiesenermaßen massenhaft Pilzfäden enthielt, entstand die Testampulle Mycosis oris.

Es gibt in der Homöopathie neben den einzusetzenden Nosoden keine reine Anti-Pilztherapie, sondern immer nur die Möglichkeit, das „Morschheits"-Milieu des Organismus zu bessern. In jahrelangen Beobachtungen verbunden mit einer symbolhaften Betrachtung haben sich immer wieder bestimmte homöopathische Mittel bei Mykosen herauskristallisiert, von denen ich fünf Präparate zusammen verordne und die in diesem Jahr (1992, so hoffe ich) als Komplexmittel unter dem Namen Arkanoplex 50 (so hoffe ich) in der Apotheke erhältlich sein werden.

Natürlich wird so mancher Zahnarzt fragen: Was gehen mich Pilze an?

Wenn man seinen Beruf nicht nur an mechanistischen Grundsätzen orientiert ausübt, ist das Mykose-Problem auch für die Zahnmedizin von Bedeutung.

Extraktionen und Operationen im Unterkiefer sind besonders durch eine Invasion des Wundgebietes durch diese Parasiten gefährdet.

Die Folgen sind gestörte Wundheilung (meist Heilung per secundam) und eine für den normalen Zahnarzt nicht evidente chronische Ostitis (Restostitis).
Neben der homöopathischen Begleit- oder Vorbehandlung empfehle ich zum Spülen Propolispräparate (Alsipropp Alsitan, Propolis K, Firma E. Lubinic)

Schäden durch Fluor?

Das monomane Denken der naturwissenschaftlichen Zahnmedizin erscheint in vieler Hinsicht einseitig und nachgerade simpel.

In diese Richtung geht auch die Vorstellung von Fluorgaben, Applikationen und Zahnpastazusätzen.

Für die Austestung von Fluorüberdosierungen gibt es

Anorganische Fluorverbindung D 30 (Sdf) - Hinweis auf ein zuviel an Fluor
Organische Fluorverbindung D 30 (Sdf) - Hinweis auf ein zuviel an Fluor

Mit den entsprechenden Nosoden bzw. potenzierten Präparaten ist eine Ausleitung möglich. Wer näheres über die Auswirkungen von Fluor lesen möchte, dem empfehle ich die Bücher von *Kramer*, der über Erfahrungen an seinem Sohn berichtet.

Amalgambelastung

Beim Verfassen dieses Buches gerät das Füllmaterial Amalgam, das von vielen Zahnärzten (zu Unrecht) noch immer als unschädlich und (zu Recht) als einfach zu legen angesehen wird, zunehmend in die Schlagzeilen.

Da das Buch „Amalgam-itäten" bereits das Thema umfassend abhandelt, möchte ich an dieser Stelle nur kurz darauf eingehen.

Bei unklaren, seltsamen, langwierigen Krankheitsprozessen, die z.T. mit neurologisch merkwürdigen Befunden einhergehen, sollte jeder Arzt (das Wort jeder kann nach meinen Erfahrungen gar nicht oft genug unterstrichen wer-

den) einen Blick in die Mundhöhle werfen. Silbriger Glanz und Schwärze der Füllungen sollten die Alarmglocke schrillen lassen: Amalgamfrage abklären!
Leider - das muß in aller Deutlichkeit gesagt werden, denn es ist ein geistiges Armutszeugnis für viele Zahnärzte - werden die Patienten vielfach noch immer von oben herab abgekanzelt und zurückgewiesen. Wie es ihnen überhaupt in den Sinn kommen könnte, die Qualität eines so bewährten Füllmaterials anzuzweifeln und den Aussagen einiger besserwissender Scharlatane aufzusitzen.
Allein über diese Erlebnisse, die meine Patienten mir täglich schildern, ließe sich ein (trauriges) Buch füllen.

Zum Test stehen uns zur Verfügung

Silberamalgam D 30 -
Hinweis auf Amalgambelastung

non gamma Amalgam D 30 -
Hinweis auf Amalgambelastung

Die bereits angegebene Testampulle Mercuris solubilis D 30 ist ein Globalhinweis auf Quecksilber, das aber auch aus anderen Quellen stammen kann.

Zur weiteren, differenzierteren Abklärung sind daher die beiden Spezial-Testampullen heranzuziehen.

Noch ein wichtiger Hinweis zu diesem Bereich:

Die Messung der Mundströme und -spannungen allein ist kein Hinweis auf eine Belastung oder Nicht-Belastung.

Es kann also folgendes vorkommen:

a) niedrige intraorale Werte, aber trotzdem eine deutliche Intoxikation testbar

b) höhere intraorale Werte und keine Belastung testbar.

Die physikalischen Meßwerte (Spannung, Ladungsmenge) sind nur ein Diagnose-Parameter, der unbedingt durch das Vegatest-Verfahren (oder andere) komplettiert werden muß.

In meiner Praxis pflege ich folgendes Procedere:

a) Intraorale Messung und ggf. bei eklatanten Werten Ausdruck mit dem integrierten Drucker (Motto: Ein Bild sagt mehr als tausend Worte)

b) Testung mit der Elektroakupunktur auf tatsächliche Belastung

c) zur quantitativen Erhärtung das Bestimmen des Stärkegrades (siehe später)

d) Eine wichtige Rolle spielt der Speichel-pH-Wert, der in meiner

Praxis zum Standarduntersuchungsrepertoire gehört.

Je saurer der Speichel, desto höher die Meßwerte.

Die Patienten werden daher angewiesen, vorläufig alle stark säuernden Nahrungsmittel zu meiden.

Über das Ausleiten gibt es sehr viele, z.T. konträre Ansichten, deren Gegenüberstellung und Abwägung hier zu weit führen würde.

Toleranterweise sollte man zu diesem Therapiebereich eines feststellen: Es gibt nicht die Therapie für jeden Patienten und für jeden Arzt.

Daher gilt: Wer heilt, hat recht.

Testung auf korporale Belastungsfähigkeit

Die Frage nach der energetischen Situation des Patienten hat uns bereits an anderer Stelle beschäftigt.

Für den Zahnarzt ist diese Frage nicht gerade unbedeutend.

Aus den Beobachtungen der letzten Jahre kristallisierte sich die Erkenntnis heraus, daß eine umfangreiche zahnärztliche Behandlung zum falschen Zeitpunkt *dem* Patienten, der sich ohnehin in einer schlechten Verfassung befindet, noch weiter in einen Zustand der psycho-physischen Erschöpfung fallen läßt.

Die Regeneration *danach* bedarf großer Erfahrung und vor allem viel Geduld. Ungleich vernünftiger wäre der umgekehrte Weg gewesen.

Wie erkennt man aber einen Menschen, der sich am Rande der Belastbarkeit befindet, dem eine weitere Bürde zum Verhängnis werden kann?

Durch die Beschäftigung mit der jüdischen und christlichen Mythologie sowie aus der Beobachtung an alten knorrigen Olivenbäumen entstand in mir, mehr intuitiv als intellektuell, der Hinweis auf das natürliche Olivenöl.

Olivenöl, kaltgepreßt -
Hinweis auf Energiemangel

Eine Reihe von Kollegen und Freunden, deren Urteil ich stets schätze, hat mir inzwischen diese Beobachtung bestätigt.

Das Ansprechen von Olivenöl ist somit ein Indikator für das Verschieben/Aufschieben/Nichtdurchführen von größeren, belastenden zahnärztlichen Operationen und prothetischen Maßnahmen, die zum Zeitpunkt der Erkrankung des Patienten von untergeordneter Bedeutung sind.

Neben der zweifelsohne psychischen Beeindruckung muß immer die Intoxikation durch Anästhetikae und sonstige Materialien mit ins Kalkül einbezogen werden.

Damit wäre der zahnärztliche Vortest-Testsatz so ausführlich erläutert, daß der sich einarbeitende Kollege den Sinn und den Einsatzbereich der einzelnen Testampullen versteht und nachvollziehen kann.

Zum Schluß noch einmal der Hinweis: Dieser Testsatz ist kein Ersatz für eine klinische Untersuchung. Er hat eine Art Hinweischarakter, der in den meisten Fällen die exakte Untersuchung „vor Ort" mit den Methoden der klinischen Medizin nach sich ziehen sollte.

Beide Untersuchungsarten zeigen den jeweils ihnen immanenten, von der Fragestellung und Aussagemöglichkeit bestimmten Bereich.

Eine Röntgenaufnahme oder eine Ultraschalluntersuchung kann beispielsweise ausschließlich morphologische Veränderungen zeigen. Bis es aber zu diesen strukturellen Um- und Abbauten kommt, müssen energetische und mikrochemische Prozesse vorausgegangen sein.

Für das Ausfindigmachen solcher Vorfeld-Störungen ist die Elektroakupunktur die geeignete Methode.

Das Problem der Quantität

Das VEGATEST-Verfahren ist ein Ja-Nein-Verfahren und erlaubt primär erst einmal keine Aussage über das Ausmaß einer Schädigung.

Ein Rückschluß auf die Ernsthaftigkeit des pathologischen Zustandes eines Organs stellt natürlich der Rückgang des Zeigers dar.

Wir konstatieren also

Je weiter beim Einbringen einer Organtestampulle der Zeiger von 100 abweicht, d.h. zurückgeht, desto gravierender ist die Erkrankung des Organs.

Dieses Ergebnis ist jedoch meines Erachtens nicht ausreichend, um vergleichende Aussagen zwischen zwei Terminen zu treffen, ob sich der Zustand
entweder gebessert
oder verschlechtert
oder gleichgeblieben ist

Neben der subjektiven Befindlichkeit des Patienten, die sicherlich als Teilkriterium für die Entwicklung herangezogen werden kann, galt es, für das VEGATEST-Verfahren Methoden zu finden, die

a) relativ schnell und
b) relativ sicher

diese Entwicklung ausdrücken könnten.

Die von *Maschke* angewandte Methode, den Zustand durch eine bestimmte Anzahl von Ampullen anzugeben, die er benötigte, um den Zeigerabfall zum Zeigerstillstand zu bringen, ließ sich auf Grund ihrer Andersartigkeit nicht auf das VEGATEST-System übernehmen.

Mein Hauptanliegen war damals, dem Patienten und weiterhin dem Arzt/Zahnarzt einen Hinweis auf die Notwendigkeit einer Zahn-Kiefer-Herdsanierung zu geben, indem ich die Gesamtstärke in einer numerisch-quantitativen Größe angeben konnte.

Die zweite Frage, die damit beantwortet werden sollte, war die Kontrolle einer fortlaufenden Behandlung.

Hierbei ist stets die Aussage von Belang, wie sich beispielsweise nach einer Teilsanierung der Zustand bzw. die Höhe der spezifischen Belastung gebessert hat.

Der Wert dieser zweiten Frage ist gar nicht so unerheblich.

Für den Patienten stellt nämlich die Aussage des Arztes, daß sich einiges auch tatsächlich meßbar gebessert hat, eine nicht zu unterschätzende Motivationshilfe im Sinne einer psychologischen Rückkopplung dar.

Er wird eher für die Weiterverfolgung der einmal eingeschlagenen Richtung zu gewinnen sein, als wenn ihm *nur* globale Aussagen angetragen werden.

Nach langem Überlegen und Probieren stand für mich fest: Diese gesuchte Größe war nicht auf dem Wege einer einfachen Testung zu gewinnen, sondern nur über den Prozeß des Filterns.

Als Ausgangsbasis benötigt man dazu den Biologischen Index (früher Biologische Altersstufe genannt).

Wie wir in einem der vorigen Kapitel erfahren haben, zeigt sich der Biologische Index im Normalfall in einer Zweistufigkeit der Mesenchym-Potenzen. Um das Ganze nicht zu kompliziert zu gestalten, lassen wir die bei bestimmten Autoimmunerkrankungen und malignösen Prozessen vorkommende dritte Altersstufe einmal weg.

Über die höchste der beiden Mesenchym-Ampullen wird nunmehr durch Filtern die Quantität, d.h. die Stärke des Prozesses bestimmt, wie es im folgenden detailliert beschrieben werden soll.

Die Stärke des Zahn-Kiefer-Herdgeschehens

Für diese Messung benötigt man

1. den Testsatz Biologischer Index

2. Zehn Ampullen Ostitis comp. Pascoe oder zehn Ampullen Kieferostitis D 10 Staufen.

Das Procedere geht so vonstatten:

1. Austesten des Biologischen Index

2. Die höchste gemessene Stufe wird in der Wabe belassen, d.h. der Zeiger geht nunmehr beim Messen nicht mehr auf 100 zurück

3. Wir stellen nunmehr nacheinander einzelne Ampullen Ostitis comp. Pascoe in die Wabe, d.h. zu der in der Wabe verbliebenen

Testampulle des Biologischen Index.

Abhängig von der vorliegenden Belastung wird irgendwann bei einer bestimmten Anzahl von hineingestellten Ampullen Ostitis comp. der Zeiger wieder auf 100 zurückgehen. Das ist die Stärke der odontogenen Fokaltoxikose.

Dazu wieder ein konkretes Beispiel:

Eine 56jährige Patientin klagt über allgemeine Müdigkeit, Lustlosigkeit, Abgeschlafftheit. Der Biologische Index wird per Test auf 11-13 festgestellt. Im Zahntest ergeben sich drei avitale Zähne und zwei chronische Ostitiden, also insgesamt fünf pathologische Stellen. Bei der Ermittlung der Zahnherdstärke geht beim Zugeben von vier Ampullen Ostitis comp. der Zeiger wieder auf 100, d.h. durch diesen Filterprozeß wurde die quantitative Zahn-Kiefer-Herdbelastung als Stärke 4 abgeklärt.

Dieses Procedere kann selbstverständlich auch reihenfolgemäßig andersherum durchgezogen werden.

Bei unserem konstruierten Beispiel haben wir erst die Anzahl der Zahnherde und dann erst die Gesamtstärke ermittelt.

Die andere Möglichkeit steht uns ebenfalls offen, wie ich an einem Beispiel klar machen möchte:

Ein Patient erscheint in der Praxis; auf dem Röntgenbild ist der Zahn 25 mit einer Wurzelbehandlung auszumachen, sonst gibt es keinen normalen Anhalt auf ein dentogenes Herdgeschehen.

Die vier Weisheitszähne und der Zahn 46 sind bereits extrahiert.

Erstaunlicherweise zeigt sich bei der quantitativen Herdstärke der Faktor 3. Da ein einzelner Zahnherd kaum von einer solchen Brisanz sein kann, besteht die an Sicherheit grenzende Wahrscheinlichkeit, daß außer dem Zahn 25 weitere Herde vorliegen, in diesem Fall wäre die Aufmerksamkeit auf die Leerkieferareale zu richten, in denen sich unausgeheilte Stellen in Form von chronischen Kieferostitiden verbergen können.

Wie sehr eine ausgeprägte Zahn-Kiefer-Herdbelastung „durchschlagen“ kann, soll die Anamnese und Untersuchung eines Patienten verdeutlichen.

Herbert M. ist ein drahtiger Mittfünfziger, dynamisch, korrekt gekleidet, erfolgreich im Beruf - ein Macher-Typ, wie man so sagt.

Krankheiten hat es in seinem Leben nicht gegeben, die wären zudem ja nur hinderlich. Aber auf einmal ist sein Weltbild aus dem Lot geraten - er fühlt sich nicht mehr so fit - bei Sportaktivitäten ist er schnell erschöpft - kurzum, nichts ist, wie es einmal war.

Und nun kommt das, was ihn am meisten irritiert: Die Ärzte finden nichts, was einen Hinweis auf seine Befindlichkeitsstörung geben könnte. Stereotypes Untersuchungsergebnis: alles o.B.

Der Zufall, oder wie immer wir diese Koinzidenz-Steuerung nennen wollen, führt ihn zu mir. Der Blick aufs Panorama-Bild verheißt nichts Gutes: Da war ein Zahnarzt am Werkeln, dessen oberste Maxime zu lauten schien: Ein toter Zahn kann nicht mehr wehtun bzw. ein toter Zahn ist besser als gar kein Zahn. Biologie gleich Null, Mechanik in der dritten Potenz.

Kurzum: Die Testung ergab eine Zahn-Kiefer-Herdbelastung Stärke 9 (in Worten: neun). Eine unglaubliche Belastung des gesamten Organismus!

Nur seiner Selbstdisziplin und seinem Fitnesstraining war es zu verdanken, daß er dieses interne Partisanen-Konglomerat so lange subjektiv in Schach halten konnte.

Ein zartes Frauenzimmer, um einmal eine Goethe'sche Diktion zu gebrauchen, wäre bei diesem Druck längst in die Knie gegangen.

Inwieweit kann der einzelne einen solchen Dauerdruck kompensieren oder körperlich gegensteuern?

Nach meinen Erfahrungen liegt die Grenze im Durchschnittsfall bei Stärke 3, wobei individuell geringfügige Schwankungen nach unten oder oben auftreten können.

Liegt der Wert über Stärke 3, sollte etwas unternommen werden. Eigentlich ist das zu vorsichtig formuliert: Es muß etwas geschehen, um voraussichtliche Schäden zu unterbinden oder bereits eingetretene Komplikationen zu lindern oder zu heilen.

Die Entscheidung trifft in letzter Konsequenz der Patient, dem in bestimmter, aber nicht schwarzmalerischer Art die Situation geschildert werden sollte.

Erklärungsversuch

Wie kann man diese Quantitäts-Feststellung nun erklären oder deuten?

Der individuelle Biologische Index eines Patienten bedeutet, daß bei diesen Mesenchympotenzierungsstufen der Zeiger nicht mehr auf 100 zurückgeht.

Danach fügt man solange diejenige Ampulle hinein, deren Stärkegrad man ermitteln will (in unseren Beispielen: Ostitis comp) bis der Zeiger wieder 100 erreicht. Die Anzahl der zugegebenen Ampullen verbessert also den Biologischen Index, sodaß die tatsächlich vorher gemessene Altersstufe nicht mehr anspricht und auf die nächste, niedrigere (also bessere) Stufe zurückgeht.

Das wäre für die Testung der quantitativen Belastung ein Erklärungsmodell, um im nachhinein das Funktionieren dieses Vorgangs zu untermauern.

Die Stärke der Amalgambelastung

Die bereits vorgestellten Testampullen sind nur ein Hinweis auf eine tatsächliche Belastung.

Auch wenn die intraorale Messung keine erwähnenswerten Ergebnisse zeigt, ist die Testung mit den Hinweisampullen vorzunehmen, da sie das Kriterium für die effektive Organ- und Bindegewebsbelastung in seiner Gesamtheit wiederspiegelt.

Die Ermittlung des Grades der Belastung wird wie in Kapitel über Zahn-Kiefer-Herde beschrieben vorgenommen, mit dem einzigen Unterschied, daß anstelle von *Ostitis comp.* nunmehr *Silberamalgam D 10* verwendet wird.

Die Anzahl der Ampullen Silberamalgam D 10, die nach der Ermittlung des Biologischen Index den Zeiger wieder auf 100 zurückgehen läßt, ist die Stärke der Amalgamintoxikation.

Die Stärke der Sinusitis

Die Nebenhöhlen sind ein Nachbargebiet des zahnärztlichen Terrains und sind in diagnostische und therapeutische Überlegungen einzubeziehen, besonders wenn intensive Berührungspunkte wie beispielsweise Behandlungen an oberen Prämolaren/Molaren vorliegen.

Das Procedere wiederholt sich wie eben. Als Filterampullen dienen diesmal *Membrana sinuum paranasalium D 10*

Weitere Quantitätsmessungen

Im Grunde ist diese Methode für alle anderen Bereiche ausbaufähig. Da das Prinzip nunmehr bekannt ist, möge als Anwendungsbereich-Schema eine (unvollständige) Kurzaufzählung genügen:

Tonsillae palatinae D 10 Wala oder chronische Tonsillitis D 10 Staufen-Pharma

Articulatio temporo mandebularis D 10 Wala

Nervus trigeminus D 10 Wala

Wenn es um das resonanzkettenmäßige Abklären einschließlich der Angabe des Schweregrades geht:

Renes D 10 Wala
Hepar D 10 Wala
Pankreas D 10 Wala
Colon D 10 Wala
usw.

Dieser Test kann mit allen Organpräparaten oder Nosoden durchgeführt werden, so daß sich eine endlose Auflistung sämtlicher Ampullen erübrigt.

Das Lokalisieren der Zahn-Kiefer-Herde

Allgemeines

Die weiter oben aufgeführten Testampullen Ostitis comp Pascoe sowie Maxilla bzw. Mandibula feti D 4 Wala sind ausschließlich Hinweisampullen,

a) daß generell eine odontogene Fokaltoxikose besteht und

b) ob diese Herdbelastung nur in einem Kiefer oder in beiden Kiefern vorliegt

In der Mehrzahl der Fälle wird jedoch eine genaue Abklärung erwünscht oder vonnöten sein.

Das Röntgenbild ist, wie inzwischen allgemein bekannt ist, nur ein ziemlich unzuverlässiger Ratgeber. Zwar sind avitale Zähne meistens erkennbar, aber das Gros der chronischen Ostitiden zeigt sich kaum oder überhaupt nicht. Hinzu kommt erschwerend, daß die chronischen Ostitiden (Umgangssprache:Restostitis) für die Schulmedizin ein etwas suspektes bzw. gar kein Thema sind. Somit muß also der Zahnarzt, der aus eigener Initiative oder im Auftrag eines anderen Arztes nach dentogenen Störfeldern sucht, weitere Möglichkeiten zur genaueren Lokalisation haben. Beim Ausfindigmachen der Zahn-Kiefer-Herde gelten, um vorher bereits angegebene Informationen noch einmal zu wiederholen, einige grundsätzliche Forderungen:

1. Es sollte ein Übersichtstest bestehen

2. Es sollen „Einkreisungs"-Möglichkeiten bestehen

3. Der Test sollte in einer vertretbaren Zeiteinheit durchführbar sein

4. Ermüdungsfaktoren sollten auf ein Minimum reduziert sein.

Die Vorgehensweise besteht aus einem Grobraster und einem Feinraster.

Das Einkreisen oder der Grobraster

Obwohl die Methode einige Male erwähnt wurde, gebe ich sie noch

einmal im Stenogramm-Stil an:
Ostitis comp. ja/nein
Falls ja, dann
Maxilla D 4 ja/nein
Mandibula D 4 ja/nein

Die weitere Eingrenzung dient der Frage ob rechts, links oder beidseitig. Dazu bedienen wir uns zweier Ampullen

Nervus vagus dexter D 60
Nervus vagus sinister D 60
oder *Ventriculus cordis dexter D 4*
Ventriculus cordis sinister D 4

Seitenbestimmung bei paarigen Organen:

Diese Testampullen sind ein Hilfsmittel zur Bestimmung der betroffenen Organe bei paarig angelegten Körperorganen, z.B. Nieren, Ovarien etc., denn nicht immer sind beide Organe betroffen.

Diese angegebenen Ampullen sind bei dem Seitenbestimmungstest als Filterampullen zu verwenden.
Dazu ein Beispiel:
Im Test spricht *Renes D 4* an (Zeiger (<) 100).

Zur Rechts-Links- oder Beidseits-Bestimmung:
Nervus vagus dexter D 60 in die Wabe. Zeiger (<) 100.

Hinweis: rechte Niere nicht beteiligt.

Zur Kontrolle:
Danach *Nervus vagus sinister D 60* in die Wabe. Zeiger geht auf 100 zurück. Hinweis: Nur die linke Niere ist meßbar vom Krankheitsgeschehen betroffen.

In Anlehnung an dieses Beispiel können wir im Kieferbereich vorgehen:

Mandibula D 4 spricht an, als Zeiger (<) 100. Hinzufügen von Nervus vagus dexter D 60. Der Zeiger geht auf 100 zurück. Hinweis: Im rechten Unterkiefer existieren Zahnherde.

Kontrolle: Mandibula D 4 über Nervus vagus sinister D 60 gefiltert: Zeiger (<) 100. Hinweis: Linksseitig kein odontogenes Herdgeschehen. Sollte der Zeiger auf 100 zurückgehen, liegt ein beidseitiges Herdgeschehen vor.

Nunmehr braucht nur der Zahn-Kiefer-Bereich nach Zahnherden mit dem Feinraster abgesucht werden, der tatsächlich als „Störfaktorbeherbergungsareal" in Frage kommt.

Alle anderen Bereiche enthalten offensichtlich kein Störfeld bzw. der potentielle Herd ist zum Zeitpunkt der Messung stumm.

Diese Aussage und diese Testmöglichkeit ist ein echter Schritt weg vom blinden Exodontismus und ein Erfassen der tatsächlichen und relevanten Störfelder - mit der Einschränkung: Immer auf den Zeitpunkt der Testung bezogen.

<u>Die Detailerfassung oder der Feinraster</u>

a) <u>Der zahnärztliche Reizstromtest (RST)</u>

Diese Methode ist die zur Zeit gebräuchlichste, basiert auf Erfahrungen von *Kramer* und ist an die EAV und im gewissen Sinne auch an die BFD angelehnt.

Den meisten Testern ist nicht bekannt, daß der RST mit dem Vegatest ebenso möglich ist.

Vor allem mit dem VEGAMEDITEST erfährt er eine ungemeine Erleichterung.

Die Schaltung und Einstellung

Zahnärztlicher Reizstromtest mit VEGATEST II

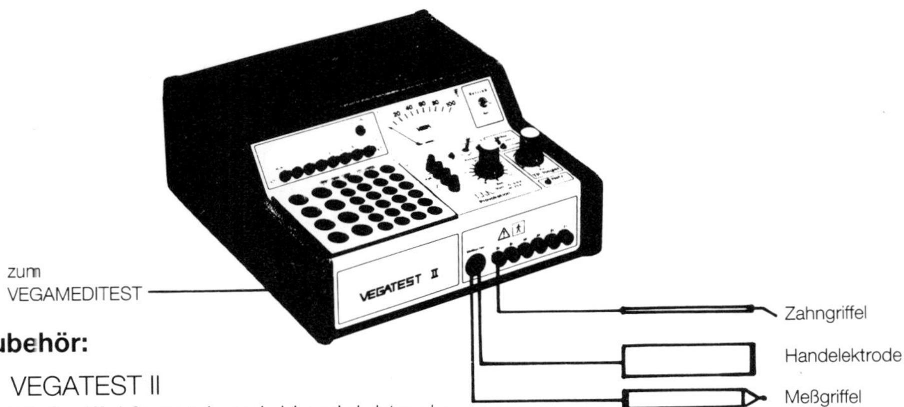

Zubehör:

1. VEGATEST II
2. Meßgriffel feststehend, Handelektrode
3. VEGAMEDITEST 704 (fakultativ, aber vereinfachend)
4. Zweites Kabel (rot) und Zahngriffel

* Der Testpunktregler wird beim Reizstromtest nicht benötigt, da man vom „Normwert" 40 ausgeht.

Wichtig sind:

a) Testgriffel mit feststehender Meßgriffelspitze
b) Zahngriffel über ein Kabel (am besten rot = Reiz) an die Buchse „S1" angeschlossen.

ABB 25

des VEGATEST-Gerätes (Abb. 25 u. 29a) sieht folgendermaßen aus:

Für diese Testung ist eine feststehende Meßgriffelspitze geeigneter. Der am Ausgang II des Vegatest-II-Gerätes angeschlossene Zahngriffel dient der Reizung der einzelnen Odontone.

Prinzipiell kann der Reizstromtest als eine Art Dialog mit dem Odonton aufgefäßt werden, wobei der Reizimpuls einer telefonischen Anwahl des betreffenden Zahnes gleichkommt. Jeder neue Reiz auf ein anderes Odonton kann mit dem Auflegen des Hörers und Anwählen eines neuen Gesprächsteilnehmers gleichgesetzt werden.

Diese Analogie ist stark simplifizierend, aber als Denkmodell für das Verständnis der Abläufe au-

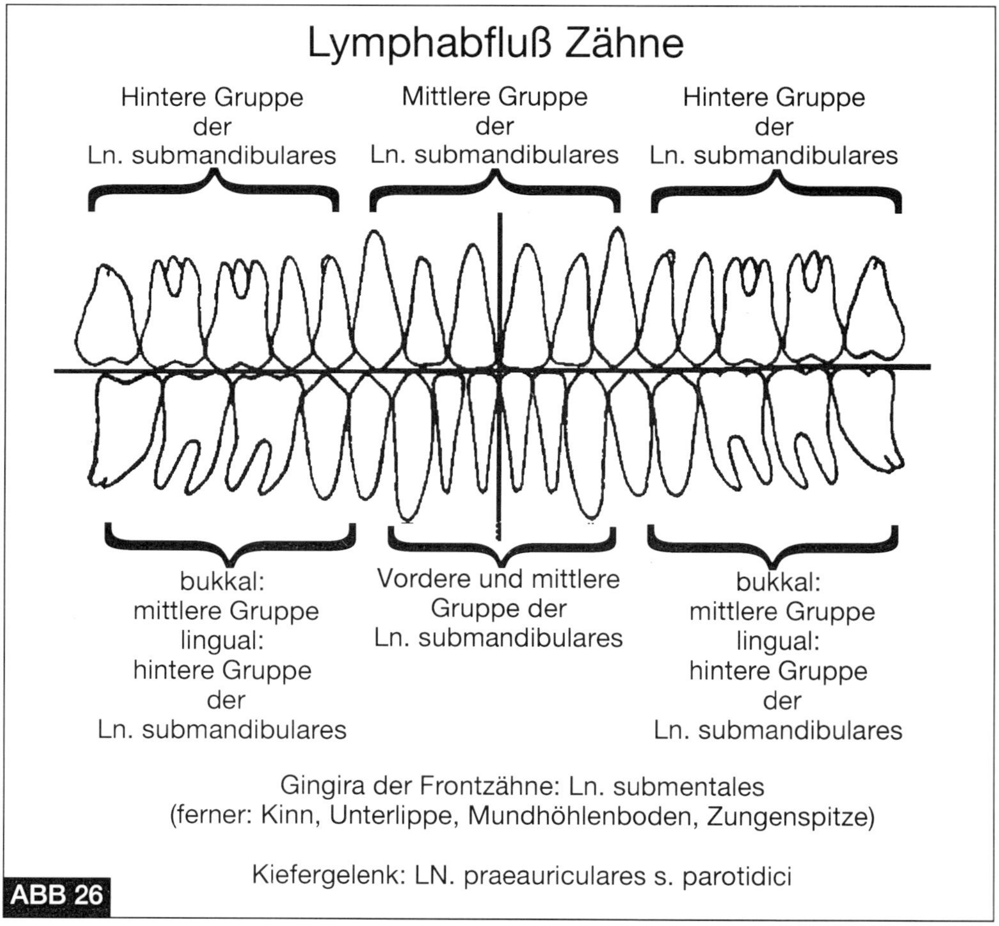

ABB 26

ßerordentlich hilfreich. Die Zähne als energetische Körperbestandteile liegen auf dem sogenannten Lymph-Meridian (siehe Abb. 26).

Gemessen wird daher am Punkt Lymphe 1, rechts oder links am Daumen.

Primär gibt der Meßwert Lymphe 1 einen Zustandsbericht über die Tonsillen.

Um im oben zitierten Telefongesprächsvergleich zu bleiben: Bevor ich die eigentliche Kommunikation mit den Zähnen aufnehmen kann, bedarf es eines Ausgleichs des Punktwertes auf den Normwert 40 (bei der EAV 50).

Das bedeutet: Es müssen Ampullen vorgeschaltet werden, die einen „Normal"-Zustand der Tonsillen bewirken und dem Tester

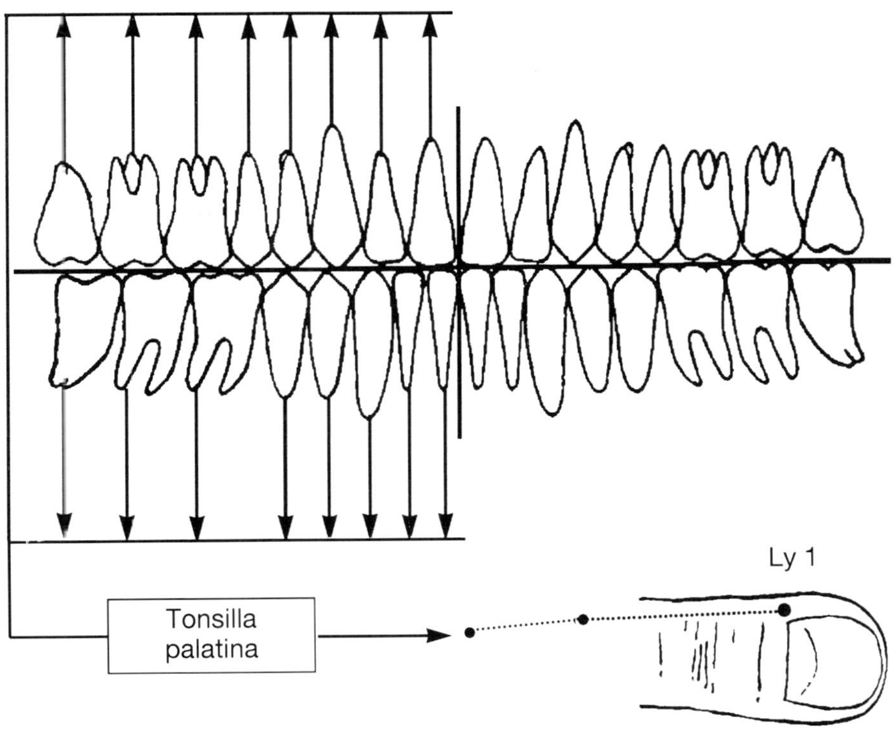

ABB 27

die Direkt-Durchwahl zu den Zähnen ermöglichen.

Für diese Belange eignet sich der VEGAMEDITEST hervorragend, da er durch Kontaktstifte das „Zuschalten“ diverser Ampullen ermöglicht und die lästige Ampullenschachtel-Kramerei erübrigt.

Die von mir vorgeschlagene und bewährte Bestückung (Abb. 28) sieht folgendermaßen aus:

Ist der Normwert durch Ankoppeln einer oder mehrerer Ampullen Tonsillae palatinae in den jeweils pasenden Potenzen auf den Normwert 40 gebracht, kann mit den einzelnen Zähnen „telefoniert“ werden.

Für das Verfahren ist folgende Anordnung (Abb. 27) notwendig.

Der Testpunktregler wird beim RST nicht benötigt, da man von einem „Normwert“ 40 ausgeht.

Procedere

Es hat sich bewährt, für den RST eine bestimmte Reihenfolge einzuhalten.

Ohne Grobraster würde man wie in Abb. 29 vorgehen:

Der am einzelnen Odonton ausgeübte Reiz führt zu einer Änderung des energetischen Gefüges, da ja

Bestückung VEGAMEDITEST für RST

Tonsilla palatina	Tonsilla palatina	Maxilla feti	Mandibu. feti	Pulpa dentis	Periodontium	Kieferostitis	chron. Pulpitis	gangrän. Pulpa	wurzelb. Zahn	Gingivitis	Periodontitis	Zahnsäckchen
1 D6	2 D8	3 D6	4 D6	5 D6	6 D6	7 D6	8 D6	9 D6	10 D6	11 D6	12 D6	13 D6
14 D5	15 D10	16 D5	17 D5	18 D5	19 D5	20 D5	21 D5	22 D5	23 D5	24 D5	25 D5	26 D5
27 D4	28 D12	29 D4	30 D4	31 D4	32 D4	33 D4	34 D4	35 D4	36 D4	37 D4	38 D4	39 D4
40 D3	41 D15	42 D3	43 D3	44 D3	45 D3	46 D3	47 D3	48 D3	49 D3	50 D3	51 D3	52 D3
53 D3	54 D20	55 D3	56 D3	57 D3	58 D3	59 D3	60 D3	61 D3	62 D3	63 D3	64 D3	65 D3
66 D3	67 D30	68 D3	69 D3	70 D3	71 D3	72 D3	73 D3	74 D3	75 D3	76 D3	77 D3	78 D3

ABB 28

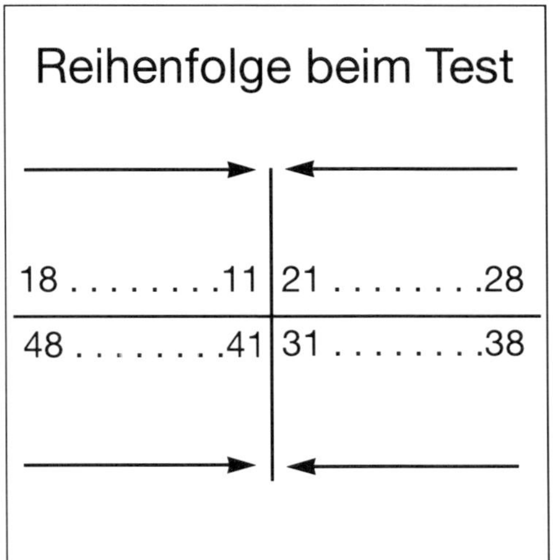

ABB 29

ein elektrischer Impuls mit dem Zahngriffel ausgeübt wird. Folglich wird der Wert am Punkt Lymphe 1 rechts oder links, je nach Quadrant, höher werden.

Diesen gilt es nunmehr wieder auf 40 auszugleichen.

Aus der Anzahl und aus der Art der Ampullen kann ein Rückschluß auf die energeto-pathologische Situation des einzelnen Odontons gefolgert werden. Da es sich überwiegend um die - meist stummen - chronischen Herde handelt, wird man die Testampullen Maxilla , Mandibula sowie Kieferostitis D 6 bis D 3 verwenden. Die entsprechenden Stifte im VEGAMEDITEST werden dazu einfach nach unten gedrückt.

Für die Diagnostik gilt

Maxilla/Mandibula - Gereiztes Areal	
D 6 -	kein Hinweis auf ein Störfeld
D 5 -	kein Hinweis auf ein Störfeld
D 4 -	leichte Störungen
D 3 -	leichtes Störfeld
2 x D 3 -	stärkeres Störfeld
3 x D 3 -	ausgeprägtes Störfeld

TABELLE 3

Zur Gegenkontrolle kann noch einmal mit Kieferostitis geprüft werden.

Kieferostitis - Gereiztes Areal	
D 6 -	gesunder Kiefer
D 5 -	relativ gesunder Kiefer
D 4 -	relativ gesunder Kiefer
D 3 -	Hinweis auf leichte Ostitis
2 x D 3 -	stärkere Ostitis
3 x D 3 -	starke Ostitis

TABELLE 4

Auf weitere Ampullen D 3 wurde bewußt verzichtet, da vier und noch mehr Ampullen auf einen Zustand jenseits der zahnärztlichen Erhaltungswürdigkeit hinweisen.

In Abbildung 31 habe ich verich versucht, diesen Vorgang anschaulich zu gestalten.

Die Quintessenz daraus:

Je gestörter ein Areal von vornherein ist, desto mehr Ampullen einer niedrigen Potenz bedarf es zum Ausgleich

Meine Meßtechnik unterscheidet sich trotz der feststehenden Meßgriffelspitze entscheidend von der herkömmlichen EAP-Meßtechnik.

Ich bevorzuge den schonenden „Dialog mit dem Punkt“ (*Pflaum*), andere Autoren bezeichnen es etwas prosaischer als „Pumpen“.

Gerade bei längerem Messen an einem Punkt - immerhin können es bis zu 16 Odontone pro Körperhälfte sein - ist eine vorsichtige Messung ohne starken Druck von Bedeutung, um den Punkt nicht zu destabilisieren.

Mit diesem Gorenflos'schen Waagephänomen nähere ich mich somit langsam dem Endergebnis (S. Abb. 30)

Zwischen zwei Meßvorgängen empfiehlt sich das Drücken der Kurzschlußtaste bzw. das Einbringen schwarzer Tusche in die Meßwabe, um die im Regelkreis befindlichen Vorinformationen zu löschen.

Zusammenfassend noch einmal das Grundschema:

Technische Einstellungen am VEGATEST II

1. Messen
Taste „Widerstand“ drücken
Taste „Kurzschluß“
Taste „V“

2. Reizen
Provokationsregler aufdrehen, bis Impulse vom Patienten gespürt wird. Reiz nicht über Meßpunktgriffel, sondern über 2. Ausgang (Buchse SI) und Zahngriffel, Taste „2“ (oben links).

Wechsel zwischen Messen und Reizen

a) Taste „Widerstand“, Meßpunktgriffel = MESSEN
b) Taste „2“ (oben links), Zahngriffel = REIZEN

ABB 29a

Zahnärztlicher Reizstromtest RST
SCHEMATISCHES DENKMODELL

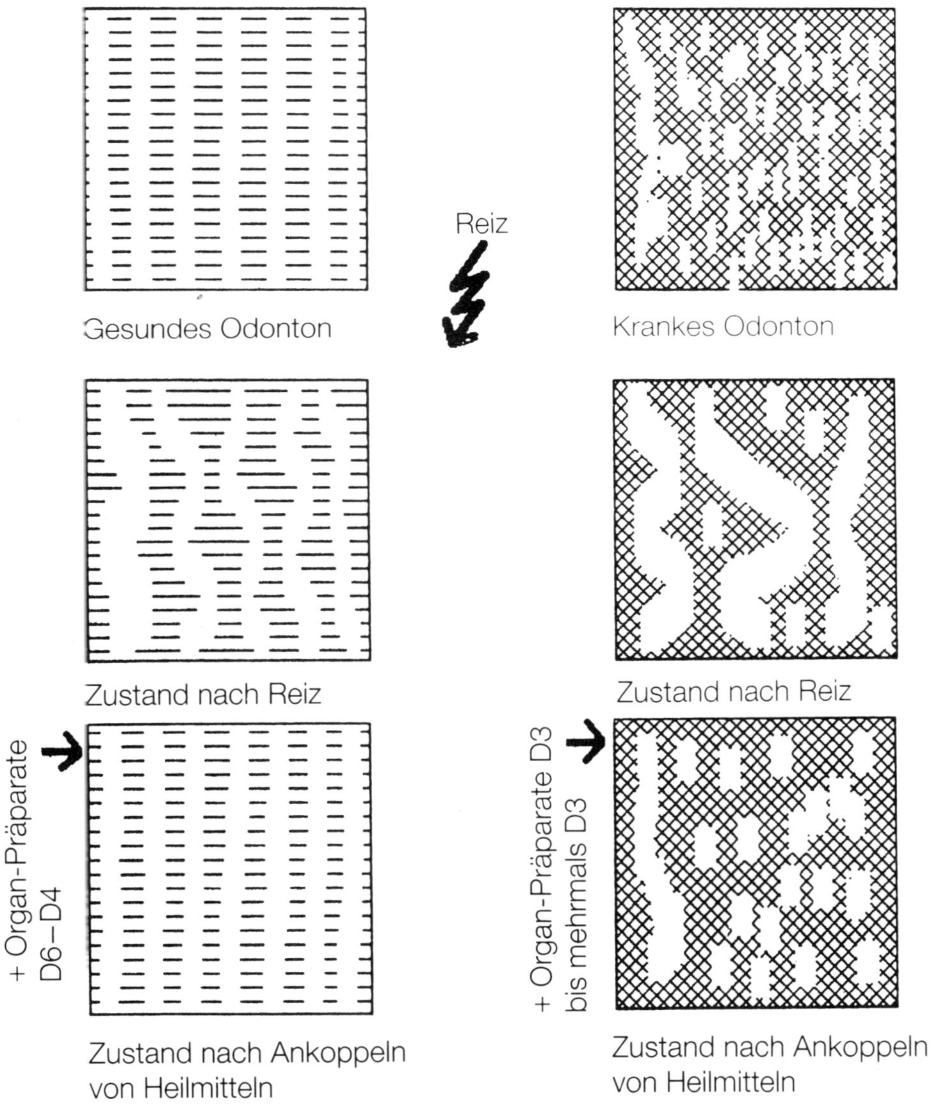

ABB 30

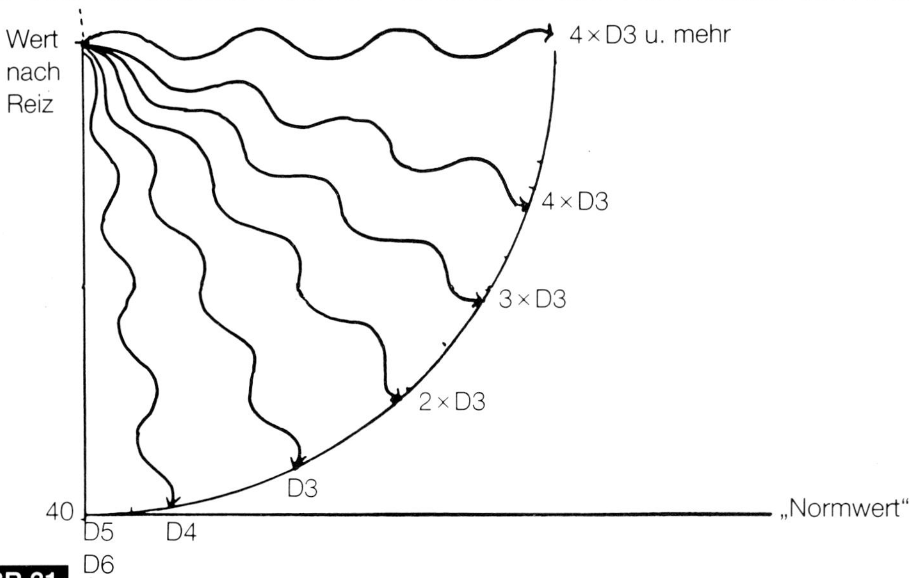

ABB 31

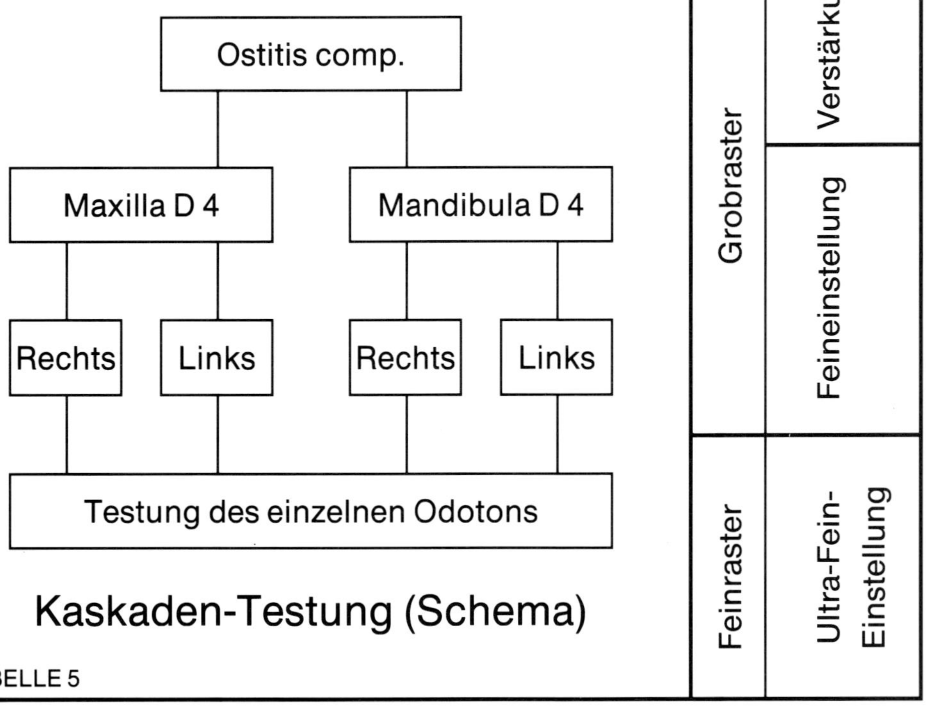

Kaskaden-Testung (Schema)

TABELLE 5

1. Globalhinweis
2. Grobraster (Einkreisen)
3. Feinraster (Detail).

Wer sich noch gründlicher mit dem RST befassen möchte, sei auf das Handbuch, die Lehrbücher von Kramer sowie "Jenseits der Molaren" verwiesen.

b) Spezifische Zahn-Test-Ampullen

Der RST ist eine Methode für den Beginner, der ihm erst einmal befriedigende Resultate gibt.

Bei der zweiten Möglichkeit werden Testampullen aus Original-Zähnen hergestellt.

Das erfordert naturgemäß

a) Zeit
b) Zusammenarbeit mit anderen Kollegen/Kieferchirurgen etc.

denn es gilt, gesunde Zähne zu sammeln .

Diese müssen gründlichst gereinigt und anschließend in ein braunes Fläschchen mit 30%igem Aethyl-Alkohol gelegt werden, d.h. für jeden Zahn ein Fläschchen.

Geht man davon aus, daß Weisheitszähne landauf, landab wohl die am meisten gezogenen kariesfreien Zähne sein dürften, wird der Testsatz zumeist am Beginn aus Achtern bestehen. Desweiteren kommen in Betracht (leider, muß ich sagen!): Aus kieferorthopädischen Gründen extrahierte erste Prämolaren. Bei parodontotischen Zähnen sind sämtliche Konkremente sorgfältig zu entfernen. Bedenkt man, daß neben dem unteren ersten Molaren das Gebiet der unteren Weisheitszähne das nach meiner Erfahrung am häufigsten vorkommende dentogene Störfeld ist, kann man damit schon einmal arbeiten.

Bei dieser Prüfung wird das VEGATEST-Gerät wieder normal mit Testpunktregler eingesetzt.

Procedere:
Messen, aufspreizen, Verstärkerampulle Ultrafeineinstellung dazuschalten, Gefäß mit dem jeweiligen Weisheitszahn auf die Wabe stellen.

Bei Vorliegen eines Störfeldes in dieser (und nur in dieser) Region wird der Zeiger nicht mehr auf 100 zurückgehen.

Wie kann man sich das erklären?

Dafür am besten wieder ein konkretes Beispiel. Einem Patienten mußte während einer längeren Erkältung der Zahn 48, der im Kiefer nicht genügend Platz gefunden hatte und von einer Schleimhautkapuze halb überdeckt war, extrahiert werden.

Es kam zu Nachbeschwerden, die Wunde mußte lange Zeit tamponiert werden, also eine Heilung per secundam.

Einige Jahre später läßt dieser Patient eine Zahn-Herd-Testung durchführen, da er allgemein schnell ermüdet und sich überhaupt nicht so richtig wohl fühlt.

Testet man wie oben beschrieben die Flasche mit dem Zahn 48, so deutet ein Zurückgehen des Zeigers auf eine chronische Ostitis im Bereich 48 hin.

Der „gesunde" Zahn 48 ist für diesen Patienten ein Therapeutikum, ein Heilmittel, es paßt zu ihm - folglich geht der Zeiger herunter.

c) Spezielle Weisheitszahn-Nosoden

Die Firma Staufen-Pharma hat insgesamt acht Testreihen (KuF-Reihen) herausgebracht.

Sdf.Nosode Weisheitszahn 18, 28, 38, 48 masc.
Sdf.Nosode Weisheitszahn 18, 28, 38, 48 fem.

Mit diesen Testreihen ist ebenfalls eine Testung, allerdings ausschließlich der Weisheitszahnareale möglich (nach männlichen und weiblichen Patienten getrennt).

d) Erstellen von Testampullen durch Abnahme zahnspezifischer Schwingungen

Die biophysikalischen Verfahren gestatten uns die Abnahme körpereigener Schwingungen. Gleichzeitig können diese Informationen verstärkt und als Therapie den Patienten wieder zugefügt werden.

Ebenso kann diese Information auf ein anderes Medium übertragen werden. (Fachwort: beaufschlagen). Aus Haltbarkeitsgründen nimmt man anstelle von Wasser ein Fläschchen oder eines der käuflichen Teströhrchen gefüllt mit zweiwertigem Alkohol. (Aethylalkohol, 30%ig).

Von jedem einzelnen (kariesfreien) Zahn werden diese Informationen mit ca 10 - 20facher Verstärkung ohne weitere Veränderung auf das Teströhrchen überspielt. Das Röhrchen sollte danach erst beschriftet oder mit einem Haftetikett versehen werden. (weitere Details: siehe Handbuch)

Damit wäre das umfangreiche Gebiet der Abklärung der Zahnherde genügend umrissen. Wie bereits in der Einleitung angeschnitten, hat damit das bislang recht stiefmütterlich behandelte Gebiet der Zahnheilkunde im Rahmen der VEGATEST-Methode eine deutliche Aufwertung erhalten.

Der zahnärztliche Materialtest

Im Zeitalter zunehmender Allergien und sonstiger diffuser Befindlichkeitsstörungen, die nicht so selten nach zahnärztlichen Maßnahmen auftreten, erscheint es angebracht, bei empfindlichen Patienten bzw. bei Menschen, deren lange Leidensgeschichte die berühmte rote Warnlampe aufleuchten lassen sollte, die geplanten Materialien vorher zu testen.

Dazu zählen hauptsächlich:

Anästhetika
Abdruckmaterialien
Kunststoffe
Metalle

Da es keinen käuflichen Testsatz gibt, der

a) wegen der unglaublichen Vielfalt der eben erwähnten Materialien vollständig wäre oder

b) so teuer wäre, daß er wahrscheinlich unverkäuflich wäre

empfiehlt es sich, aus den am meisten verwendeten Materialien der eigenen Praxis einen eigenen Testkasten herzustellen.

Die Röhrchen für diesen Zweck sind von verschiedenen Firmen beziehbar. Da in meinen Kursen gerade in diesem Bereich erhebliche Unklarheiten bei den Teilnehmern bestanden, rufen wir uns noch einmal das grundsätzliche Statement beim Medikamenten- oder Materialtest in Erinnerung.

Alles, was den Zeiger nicht wieder auf 100 zurückbringt, hat Wirkung/Einfluß auf den Patienten.

Im Umkehrschluß gilt

Alles, was den Zeiger wieder auf 100 zurückgehen läßt, ist wirkungslos bzw. indifferent.

Selbstverständlich sind sämtliche Aussagen - und das kann gar nicht oft genug wiederholt werden - ausschließlich für den Zeitpunkt der Testung gültig.

Auch wenn diese Aussage desillusionierend wirkt, möchte ich sie nicht ausklammern.

Durch zusätzliche, zum Testzeitpunkt nicht vorhersehbare Ereignisse, die den Gesamtzustand des Organismus schwer oder schwerst belasten, ist ein „Umkippen“ der Testergebnisse möglich, d.h. Materialien, die heute „passen“, können evtl. in drei Jahren nicht mehr „passen“.

Wie Sie sehen, werte Leserin, werter Leser, bewegen wir uns bei allem, was wir tun, immer zwischen den beiden Polen Skylla und Charybdis wie dereinst Odysseus.

Übertragen wir die antike Metapher auf unsere Situation, so lauten ihre Analoga

Nicht entscheiden
Angst vor Entscheidung

Zwischen beiden „Ungeheuern“ gilt es mutig den Weg zu wählen im Sinne einer Entscheidung im Hier und Jetzt.

Solange es eine Medizin oder Heilkunde gibt, wird es nie möglich werden, die ungewisse Zukunft in aktuelle Entscheidungsfindungsprozesse einzubinden.

Kehren wir zurück zu unserer Materialtestung. Geht demzufolge der Zeiger nicht mehr auf 100 zurück, so hat das Material einen Einfluß auf die Gesamtsphäre Mensch, ein Faktum, das nicht in unserem Sinn sein kann.

Wir werden daher die Auswahl auf Materialien und Mittel lenken, die den Zeiger auf 100 zurückbringen und somit den Vorteil der Indifferenz und Unschädlichkeit haben.

Zur genaueren Abklärung von Effektivität und Verträglichkeit können die entsprechenden Kapitel beitragen.

Die psychische Belastung und ihre Therapie

Nur reine Materialisten werden dafür eintreten, daß der Mensch ausschließlich eine Agglomeration von Zellen mit verschiedenen Aufgaben und Funktionen ist.

Eine hinter allem stehende, ordnende Kraft läßt sich wohl kaum noch wegdiskutieren.

Einer der modernen Vordenker einer neuen Biologie, die sich nicht nur deskriptiv an der zellulären Anatomie erschöpft, ist der Physiker Burkhard Heim.

In seinen Ausführungen ist das Wesen Mensch durch vier Sphären gekennzeichnet, die brückenartig untereinander verbunden sind, von ihm als Syntroklinen bezeichnet.

Geschehnisse auf einer Ebene haben zwingend Einflüsse auf alle anderen Sphären.

Die Wirkung psychischer Faktoren hat in der Schulmedizin die verschwommene, häufig als Verlegenheitsfloskel verwandte Wortschöpfung der psychosomatischen Erkrankungen als Widerhall gefunden. Dieser Vektor Psyche-Soma ist demzufolge akzeptiert.

Ebenso aber gibt es Auswirkungen des Körpers auf die Psyche und auf die mentale Ebene.

Zur Illustration ein Beispiel: Ein junger Mann ist eben dabei, zu einem Rendez-vous mit seiner neuen Flamme zu eilen. Voller Erwartungsfreude malt er sich in Gedanken einen netten Abend aus.

Doch es kommt anders: Ein Blumentopf verläßt, vom Wind gelokkert, seinen angestammten Fensterplatz und fällt ihm zielsicher auf das frisch geföhnte Har und das, was sich darunter verbirgt.

Dahin sind Vorfreude und Gedankenspiele, nur ein Phänomen beherrscht von nun an die Szene: Die blutende Wunde am Kopf, d.h. das Körpergeschehen beeinflußt Psyche und Verstand in dominanter Art und Weise.

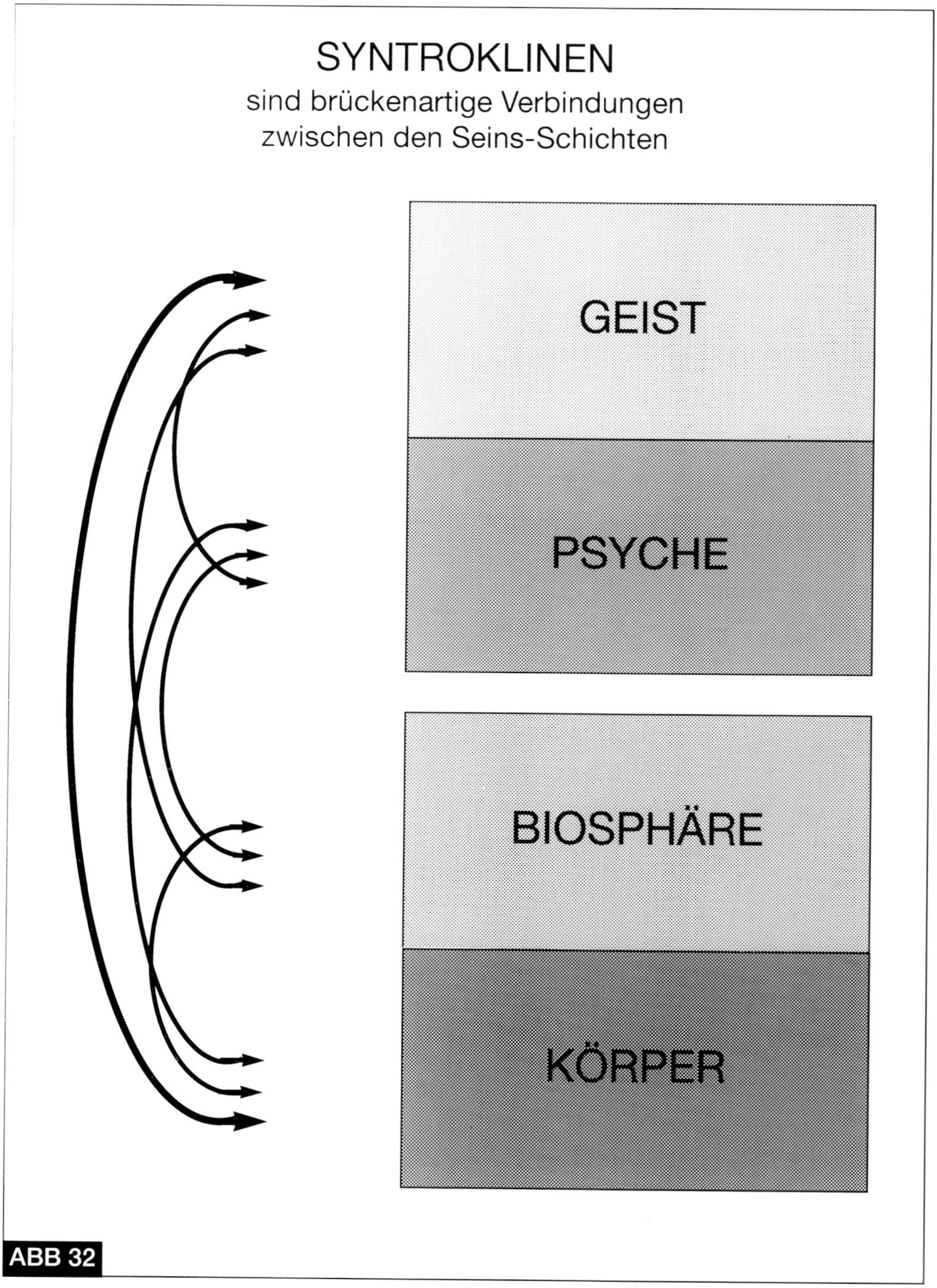
SYNTROKLINEN
sind brückenartige Verbindungen
zwischen den Seins-Schichten
GEIST
PSYCHE
BIOSPHÄRE
KÖRPER

ABB 32

Die Vortestampullen für psychische und psychovegetative Störungen haben wir bereits kennengelernt.
In diesem Kapitel steht die Therapie im Vordergrund.

Für diese Belange stehen uns

a) Homöopathische Hochpotenzen
b) BACH-Blüten-Essenzen
c) Kalifornische Blütenessenzen
d) Hochpässe in der Biophysikalischen Therapie
e) Farben (Colortherapie)

zur Verfügung.

Uns interessieren an dieser Stelle nicht die Hintergründe, sondern ausschließlich die Frage nach dem einzusetzenden Mittel.

Daher sind die Bach-Blüten besonders geeignet. Dr. Bach gibt in seinen Ausführungen sieben Bereiche an, in die seine insgesamt 38 Mittel eingeteilt werden können.

1. **Für Menschen, die Angst haben (Mittel Nr. 2, 6, 20, 25, 28)**
2. **Für Menschen, die an Unsicherheit leiden (Mittel Nr. 5, 12, 13, 17, 28, 36)**
3. **Für Menschen, die Gegenwartsproblemen ungenügendes Interesse entgegenbringen (Mittel Nr. 7, 9, 16, 21, 23, 35, 37)**
4. **Für Menschen, die einsam sind (Mittel Nr. 14, 18, 34)**
5. **Für Menschen, die gegenüber Ideen und Einflüssen überempfindlich sind (Mittel Nr. 1, 4, 15, 33)**
6. **Für Menschen, die an Mutlosigkeit und Verzweiflung leiden (Mittel Nr. 10, 11, 19, 22, 24, 29, 30, 38)**
7. **Für Menschen, die um das Wohl anderer zu besorgt sind (Mittel Nr. 3, 8, 27, 31, 32)**

Um nicht sämtliche 38 Mittel einzeln austesten zu müssen, stellen wir uns aus den sogenannten Stock-bottles Raff-Ampullen her.

Wir füllen dabei aus jeder Flasche der sieben Untergruppierungen ca. 20 Tropfen in ein Teströhrchen, so daß wir sieben Raff-Ampullen für eine Grobraster-Testung haben. Weiterhin erstellen wir von jedem Fläschchen der Bach-Blüten ein einzelnes Teströhrchen. Beim Test braucht man nunmehr nur noch die sieben Raff-Ampullen prüfen und beim Ansprechen einer der Testampullen nur noch die Mittel durchgehen, die in der Raff-Ampulle enthalten sind.

Zur weiteren Erleichterung ist es empfehlenswert, die Teströhrchen farbig zu kennzeichnen.

Man findet sie schneller und kann sie besser zurücksortieren.

Ebenso kann man mit der kalifornischen Blüten-Essenz verfahren, deren Standardsatz 72 Fläschchen umfaßt.

Da kein Indikationsbereich wie bei den Bach-Mitteln angegeben ist, habe ich sie in sechs Raff-Ampullen zu je zwölf Einzelmitteln unterteilt. Damit geht die Auswahl des einzusetzenden Mittels relativ schnell vonstatten.

Blütenessenzen sind keine Psycho-Pharmaka, wie mancherorts leichtfertig behauptet wird. Vielmehr dienen sie der Stabilisierung der menschlichen Psyche und helfen dem Menschen, seine Aufgaben, seinen Weg besser zu sehen und seine Lebensmuster sinn-füllend zu erarbeiten.

Zu diesem Thema gibt es inzwischen ein reichhaltiges Literaturangebot, auf das Ende des Buches verwiesen wird.

Bioenergetische und biophysikalische Verfahren

Beide Verfahren beruhen im Grunde auf den gleichen Voraussetzungen. Sie setzen am sogenannten Energiekörper des Menschen an. Dieser drückt sich in den verschiedenen Akupunkturmeridianen aus und kann

a) mit dem bioenergetischen Verfahren diagnostisch erfaßt und

b) mit dem biophysikalischen Verfahren therapiert werden.

Morell als Wegbereiter der biophysikalischen Methoden, in den sogenannten Mora -Geräten erstmals realisiert, stieß mit Sicherheit das Tor für eine umfangreiche Weiterentwicklung auf.

Da diese Geräte eine Unzahl von Einstellvariationen besitzen, stand man immer wieder vor dem Problem der für den Patienten optimalen Einstellung.

In vielen Seminaren wird noch immer die Methode gelehrt, die Werte der Nagelfalzpunkte an Händen und Füßen zu messen, danach eine sogenannte Basis-Therapie durchzuführen und im Gefolge einer Nachmessung nur die Punkte weiter zu therapieren, die am meisten vom „Normwert" abweichen. Das ist in meinen Augen eine zeitaufwendige und in der Praxis nur schwer realisierbare Methode. Ein Schritt in die richtige Richtung tat der englische Therapeut *Scott-Morley*, indem er die Einstellung der Therapiegeräte mittels der EAV austestete. Aber auch dieses Procedere erscheint mir noch immer als zu umständlich und aufwendig.

Erst mit dem in seiner Konzeption bislang unübertroffenen Vegatest-Gerät gelang es mir, das Procedere auf ein zeitmäßig vertretbares Maß hinunterzuschrauben und in der Elektroakupunktur-Alltagspraxis bei jedem Patienten einsetzen zu können, falls es erforderlich ist.

Auf der Basis dieser wesentlichen Erleichterung sieht ein Diagnose-Therapie-Konzept mit der erwähnten Kombination bei mir wie folgt aus, wobei die ersten drei Punkte nur der Vollständigkeit halber aufgelistet sind, mit dem eigentlichen Thema aber nicht in direktem Konnex stehen.

1. Anamnese
2. Iris-Diagnose (Ermittlung der Konstitution und Disposition)
3. Klinische Untersuchung
4. Austesten mit dem Vegatest. Diese Primärdiagnose ist unerläßlich, denn einer Therapie sollte stets eine Diagnose vorausgehen
5. Austesten der in Frage kommenden Heilmittel, abklären von Effektivität und Verträglichkeit
6. Ermitteln der individuellen Basistherapie des Mora-Gerätes. Hier zeigt sich der unüberbietbare Vorteil des Vegatest: Da es sich um eine reine Ja-Nein-Aussage handelt, ist diese Frage in ca. 1 1/2 Minuten abgeklärt (auf Details kann hier nicht eingegangen werden)
7. Austesten der Spezialtherapie (einzelne Areale, Organe, Zahn-Kiefer-Abschnitte etc.). Diese Behandlung ist gerade bei akuten Erkrankungen wichtig.

8 Austesten der therapeutisch notwendigen Farbe
a) Summationsfarbe für den ge-

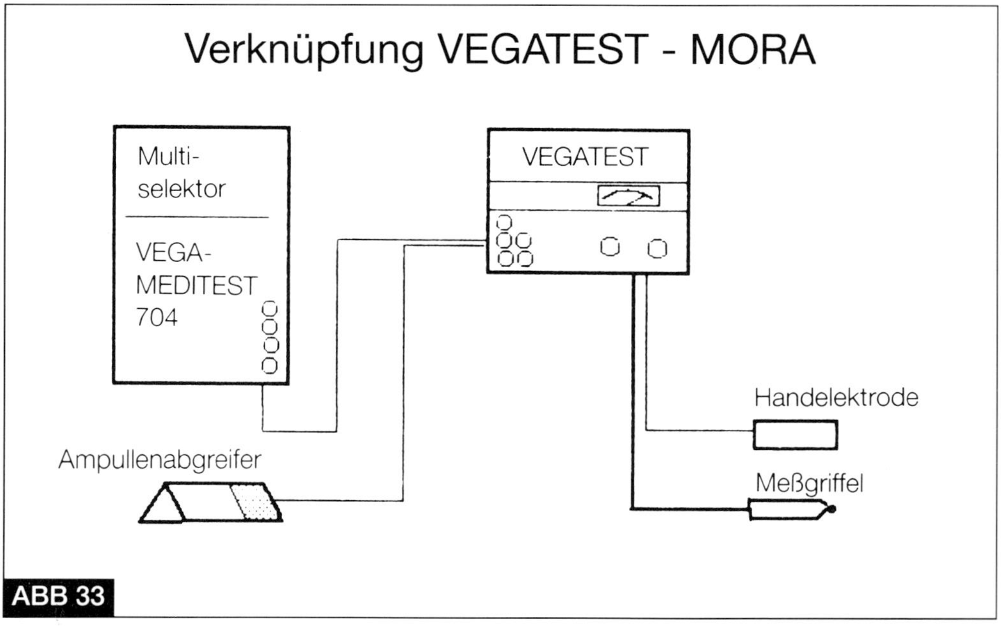

ABB 33

samten Menschen
b) Spezifische Farbtherapie für das einzelne Organ, Areal etc.

9. Ermitteln der notwendigen Verstärkung bei der Sofort-Applikation der ausgetesteten Heilmittel über Elektroden oder Magnetsonden.

Das hat einen außerordentlichen Vorteil: Der Patient braucht nicht erst zu warten bis seine Medikamente von der Apotheke besorgt sind, sondern die Therapie beginnt sofort in der Praxis mit der Information der Heilmittel, die durch den Verstärker des Mora-Gerätes eine amplitudenmäßige Aufwertung erfährt.

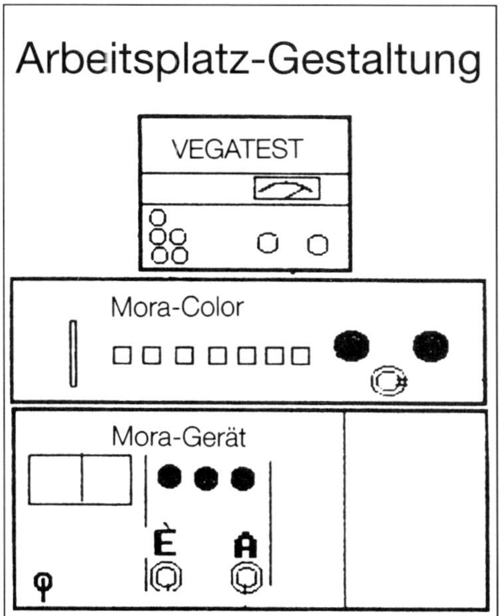

ABB 34

Kirlianfotos vor dieser umfassenden Diagnose und nach der durchgeführten Therapie wiesen fast allesamt verblüffende Veränderungen (Verbesserungen gem. der Interpretation nach *Mandel*) auf.

Für den Therapeuten, der im Besitz dieser Geräte ist, habe ich die Schaltung und Verknüpfung schematisch dargestellt (siehe Abb. 33).

Mora-Gerät (ohne Meßteil), Mora-Color und darüber das VEGA-TEST-GERÄT bilden eine Art Diagnose- und Therapieturm, um einmal einen Begriff aus der HiFi-Branche zu entlehnen (Abb. 34).

Die Verschaltung untereinander ist in Abb. 35 dargestellt

Anhand eines Praxisbeispiels möge das Ganze verdeutlicht werden.

Eine 48jährige Patientin klagt über starke Kopfschmerzen im Schläfenbereich, rechts wesentlich stärker als links, die nach dem Mittagessen spontan aufgetreten waren. Sie gab ferner an, Zwiebeln nicht so gut zu vertragen.

Im VEGATEST zeigte sich die Gallenblase betroffen, der Nahrungsmittelallergietest ergab: Milch, Quark, und vor allem Zwiebeln und Knoblauch.

Grundkonzeption
Bioenergetische Meßverfahren + Biophysikalische Meßverfahren

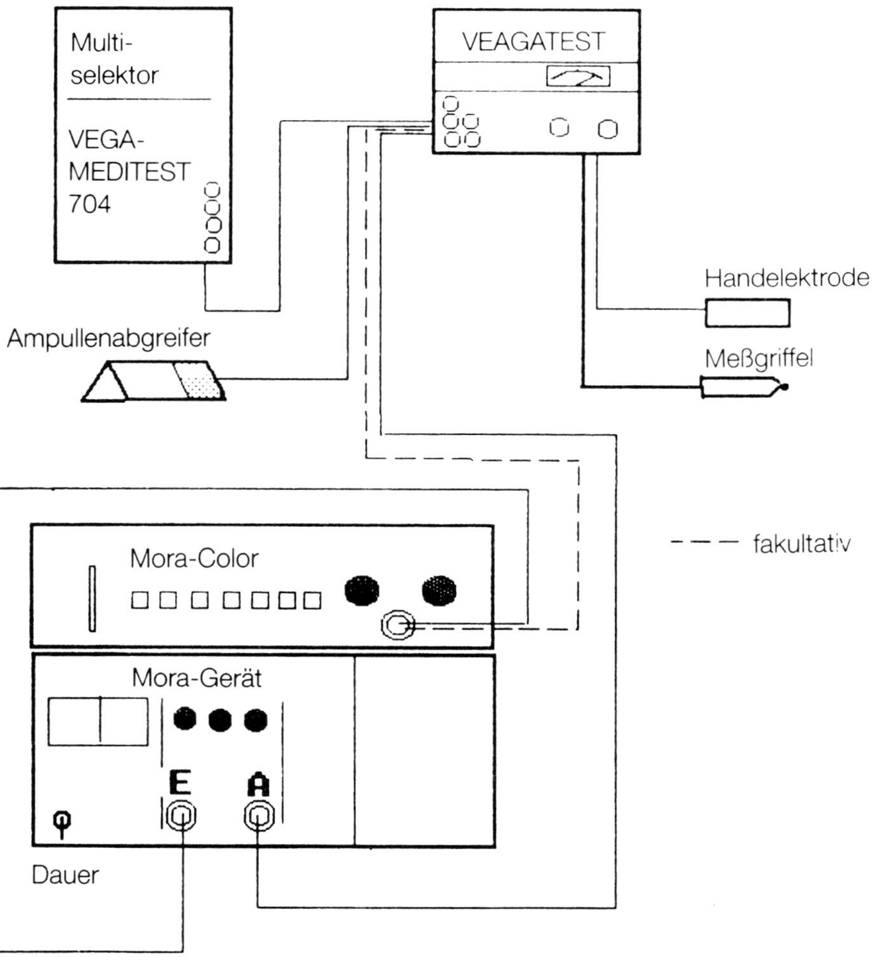

ABB 35

Als Heilmittel sprachen an:

Vesica fellea D 2 (Wala)

Plumbum O24 A (Phönix)

Ferrum phosphoricum (Aktinoplex 3)

Kalium phosphoricum (Aktinoplex 5)

Vitamin C D 10 (Staufen-Pharma)

sowie die Farbe Blau (lokal).

Die Therapie sah folgendermaßen aus:

1. Basis-Therapie
2. Farbe Blau mit Magnet-Sonde auf Oberbauch rechts
3. Ausgetestete Heilmittel mit Magnet-Sonde auf Oberbauch rechts
4. Milch, Quark, Zwiebel, Knoblauch invertiert (d.h. phasenversetzt zur Informationsauslöschung) mit Magnet-Sonde auf Oberbauch rechts.

Zehn Minuten nach der Behandlung waren zur Verblüffung der Patientin die quälenden Kopfschmerzen verschwunden.

Für solche Behandlungen gilt:

Je länger ein Symptom besteht, desto langwieriger ist auch die Therapie.

Es wäre daher vermessen, stets sofort eine Verbesserung zu erwarten. Die Kirlian-Fotografie als feinfühliges Energieseismometer zeigt uns jedoch an, ob wir auf dem richtigen Weg sind und diese Therapie wiederholen sollten.

Theorie und Hintergrundwissen

Kritische Fragen

Bei diesbezüglichen Vorträgen und Seminaren erstaunt es mich immer wieder, mit welcher Nonchalance und Desinteresse viele Referenten die essentiellen Hintergrundfragen entweder gar nicht sehen oder nicht stellen oder ihnen hilflos gegenüber stehen.

Einige dieser Fragen wären:

1. Was ist ein Akupunkturpunkt?
2. Warum sind Akupunkturmeridiane anatomisch nicht nachweisbar?
3. Was sind diese Meridiane vom Wesen her?
4. Eine der allerwichtigsten Fragen: Warum erhält man mit dem Medikamententest der Elektroakupunktur die Antwort sofort?
5. Und überhaupt: Wer oder was reagiert dabei?

Mit den herkömmlichen anatomischen, physiologischen und physikalischen Denkmustern ist dieser Frage nicht beizukommen. Wir müssen daher nach neuen Wegen suchen. Die Erklärungen, die ich im folgenden bringen werde, sind Modelle und nichts weiter.

Es ist immer unendlich schwer, Phänomene, die nicht dreidimensional verständlich darstellbar sind, in eben diese Dreidimensionalität zu überführen, um sie in die Begreifbarkeit zu transformieren. Allen Versuchen haftet daher der Hauch der Unvollkommenheit an, ja, sie mögen sogar falsch sein.

Aber sie stellen für mich eine Möglichkeit dar, das mit unserem Gehirn nicht Greif- und Verstehbare zu einem Anschauungsmodell zu formen.

Achten Sie besonders auf die von mir bewußt gewählten Adjektive „greifbar" und „verstehbar".

Sie sehen dabei nämlich, wie eng unsere Gehirnaufnahmekapazität noch immer mit den Körperteilen der Hand (greifen, be-greifen) und den Füßen (ver-steh-bar) verbunden sind.

Es erscheint mir von Wichtigkeit, sich diese nicht von ungefähr kommenden Eigentümlichkeiten der deutschen Sprache ins Tagesbewußtsein zu rufen.

Wir können die Welt nur so sehen, wie es unser beschränktes Gehirn erlaubt.

Der sechsdimensionale Kosmos

Viele Erkenntnisse in der Medizin basieren noch immer auf dem mechanistischen Denkmodell von *Isaac Newton*, der Raum und Zeit als Determinanten des physikalischen Kosmos postulierte.

Im Jahre 1895 erstellte der holländische Physiker *Lorentz* die nach ihm benannte Lorentz-Transformation, die besagt, daß Masse sich mit Zunahme der Geschwindigkeit verändert. *Einstein* fügte die Relativität der Zeit hinzu.

Das Bestreben der Wissenschaftler bis einschließlich *Heisenberg* war es, die Welt, den physikalischen Kosmos in einer Art Weltformel zu erfassen, mit der sämtliche Phänomene der Natur mathematisch (aber nicht bildhaft-verstandesmäßig) erklärbar sind.

Dem deutschen Physiker *Burkhard Heim* gelang es endlich mit Hilfe einer neuen Mathematik den physikalischen Kosmos gleichungs- und formelmäßig zu erklären. Kontrollen am DESY-Rechenzentrum in Hamburg ergaben eine Stimmigkeit bis acht Stellen hinter dem Komma. *Heim* geht von einem sechsdimensionalen physikalischen Kosmos aus, wobei die ersten vier Dimensionen uns als die drei bekannten Raum-Größen Länge, Breite, Höhe und als vierte Dimension die Zeit bekannt sind.

Zusätzlich wirken zwei sogenannte verborgene Koordinaten in diese Raum-Zeit-Welt hinein.

Fünfte Dimension
entelechale Koordinate
Biosphäre
Vitalsphäre
Informationssteuerung

Sechste Dimension
Äonische Koordinate
Selektiv potentielle
Schaffenssteuerung

Im Sinne einer Grafik wären die Zusammenhänge wie folgt darstellbar (Abb. 36)

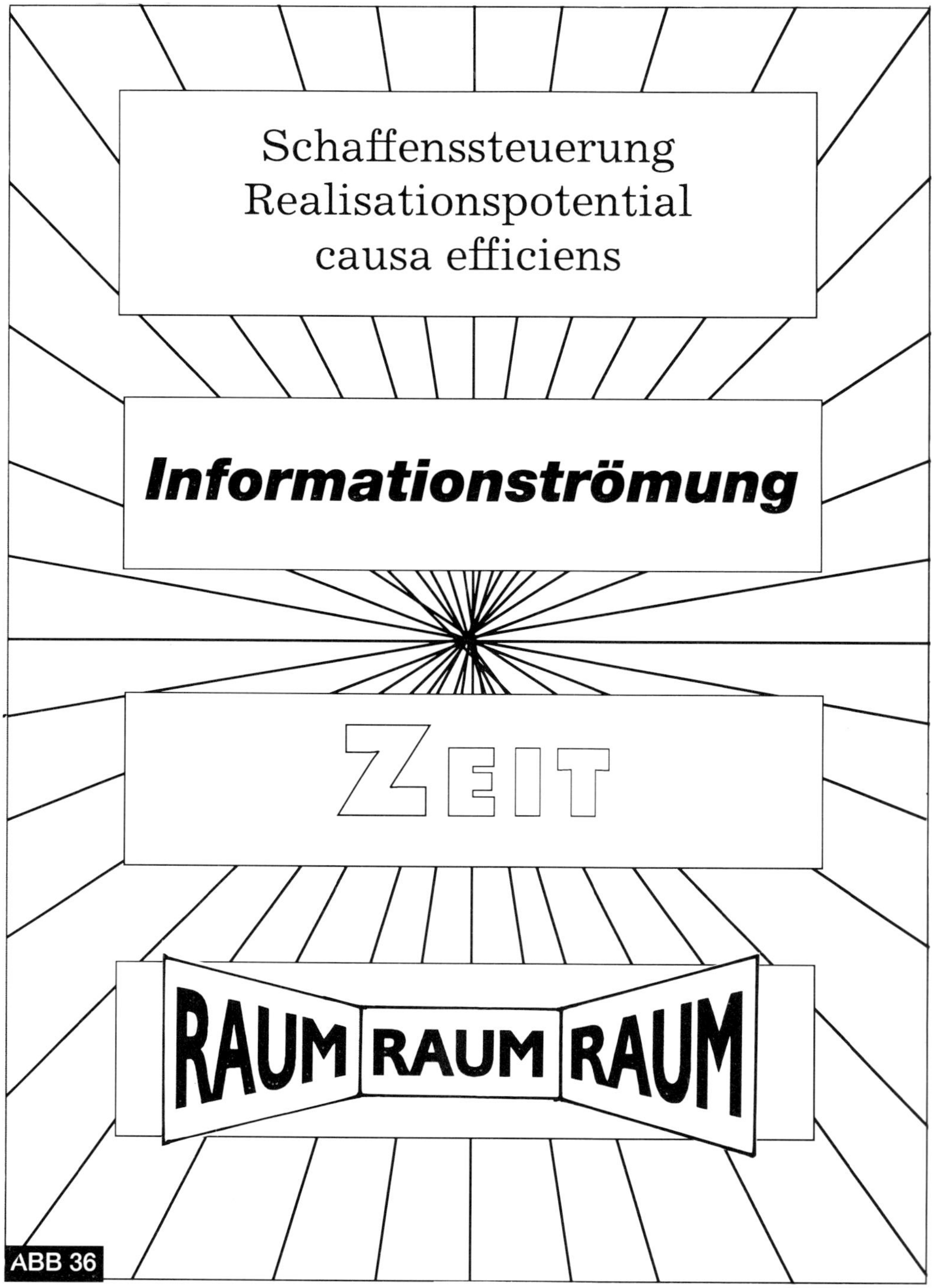
Schaffenssteuerung
Realisationspotential
causa efficiens
Informationströmung
ZEIT
RAUM RAUM RAUM

ABB 36

In kurzen Worten seien einige Erklärungen hinzugefügt:

Die fünfte Koordinate, die Biosphäre, ist eine Art Steuerungsinstanz aller lebendigen Prozesse, sie ist die Vis vitalis, die alle biochemischen Vorgänge und die daraus resultierenden Wachstumsmöglichkeiten reguliert.

Jedes Lebewesen hat einen derartigen biophysikalischen Lebenskoordinator.

Die sechste Koordinate ist eine Art schwer zu beschreibender Selektor, der aus der Unzahl der Möglichkeiten nur zeitadäquate Realisationsmuster in die Formenwelt entläßt.

Sie werden nunmehr fragen, was das alles mit der Elektroakupunktur zu tun hat. Sehr viel, wie Sie jetzt sehen werden.

Die fünfte Koordinate tritt in Interaktion mit der korporalen drei- bzw. vierdimensionalen Sphäre des Menschen, sie durchdringt den Körper mit den Informationen des Lebendigen.

Ähnlich wie eine Glasplatte un-

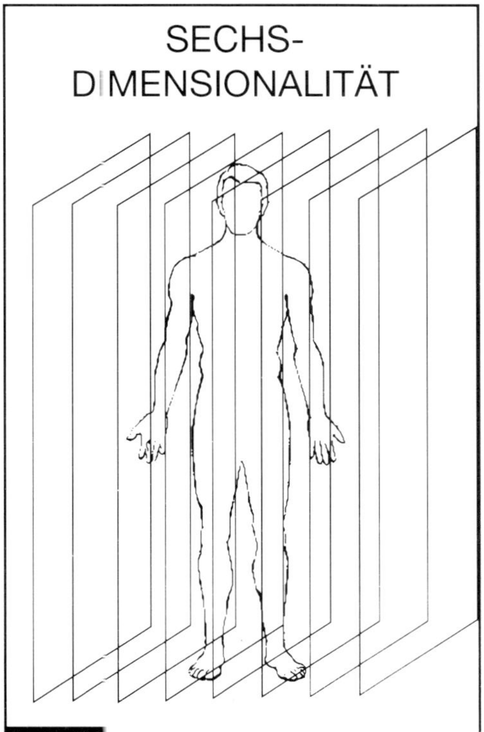

ABB 37

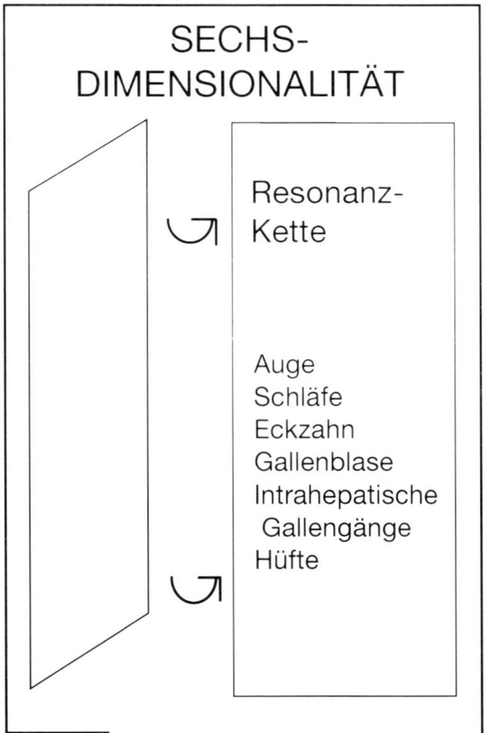

ABB 38

sichtbar einen Raum trennt, schneidet die Biosphäre den menschlichen Körper vielfach. Die Projektionslinien auf der Körperoberfläche sind die Akupunkturmeridiane (Abb. 37).

Alles was innerhalb der imaginären Fläche einer solchen Trennschicht liegt, hat einen Bezug zueinander und entpuppt sich bei näherem Hinsehen als die uns inzwischen vertrauten Resonanzketten, wie es aus der nächsten Abbildung, der sogenannten Gallenblasen-Kette, ersichtlich wird. (Abb. 38).

Eine Frage schwebt naturgemäß noch im Raum.

Wenn es sich bei der Projektion der Biosphäre auf die Körperoberfläche um Berührungslinien handelt, wieso sprechen wir dann von einzelnen Akupunkturpunkten und nicht von einer Akupunkturlinie. Denn erfahrungsgemäß können wir nur an einigen Punkten messen oder nadeln.

Ich bin mir bewußt, daß ich jetzt stark vereinfache bzw. mich in Spekulationen bewege, aber dieses Modell gäbe eine Erklärung für die aufgeworfene Frage.

In der Welt des Lebendigen gibt es keine Gerade - alles pulsiert, schwingt, ist in Bewegung. Selbst das, was vermeintlich seinen geraden Weg durch das Universum zu bahnen scheint, das Licht, wird durch große Massen gebeugt, wie es *Einstein* schon errechnete und wie es später meßtechnisch nachgewiesen wurde.

Es wäre daher eine „Schnittfläche" denkbar, die ein Wellenmuster aufweist, eine Art komplexe Sinuskurve, eine „stehende Welle". Sie tritt in den Körper ein und wieder aus. Die eigentlichen Schnittstellen dieser Kurve mit der Körperoberfläche wären dann die Akupunkturpunkte (Abb. 39).

Die Vielzahl der Wellen ergäbe dann die Gesamtheit aller Akupunkturmeridiane. (Abb. 40)

Zugegeben, es ist ein stark vereinfachtes Modell, aber in diesen Bereichen läßt uns unsere Abstraktionsfähigkeit ohnehin im Stich, so daß wir mit Simplifikationen als Arbeitshypothese durchaus leben können.

Nach diesem notwendig gewordenen (Um)-Weg kehren wir zurück zu den eingangs gestellten Fragen.

Wer oder was reagiert? Wieso ohne Zeitverzögerung?

Aus den vorangegangenen Betrachtungen heraus scheint es nicht der Körper mit seiner biochemischen Trägheit zu sein, sondern die Biosphäre, die Antwort gibt auf alle Informationen, die an sie herangetragen werden.

Da es sich weiterhin um (bio)physikalische Prozesse handelt, laufen diese mit Nahezulichtgeschwindigkeit ab.

Diese Kraftfelder, so wollen wir sie einmal umschreiben, reagieren in Sekundenbruchteilen auf die mit ihnen in Kontakt gebrachten Testampullen und verändern den Widerstand, der dann am Gerät als Zeigerveränderung abgelesen werden kann.

Haben wir ruhig einmal den Mut, diese Hypothese zu erweitern. Wäre es unter Umständen denkbar, daß zwischen Tester und Patient eine Art Überlappung der Biosphären (*Rupert Sheldrake*

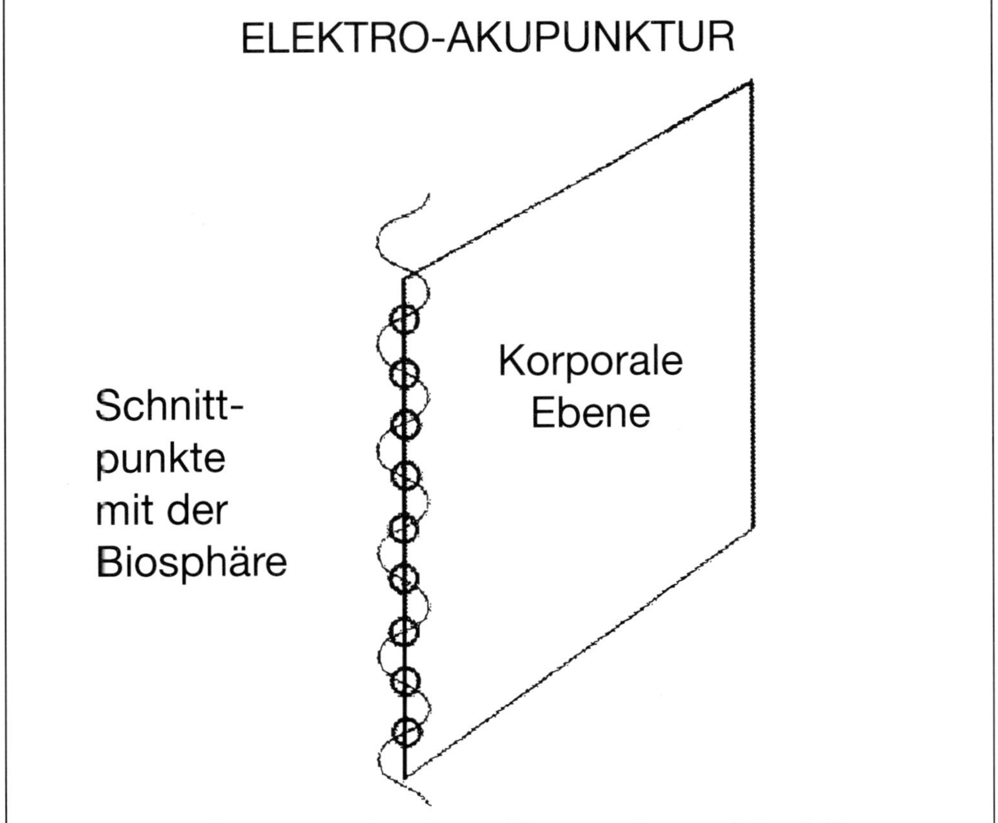

ABB 39 „Geometrie des Akupunktur-Meridians

nennt sie morphogenetische Felder) besteht und dadurch erst die Aussage und Mittelfindungen möglich sind. Auszuschließen ist es nicht.

In diesen subtilen Bereichen haben Methoden der herkömmlichen Physik und ihrer Meßmethoden keine Gültigkeit mehr.

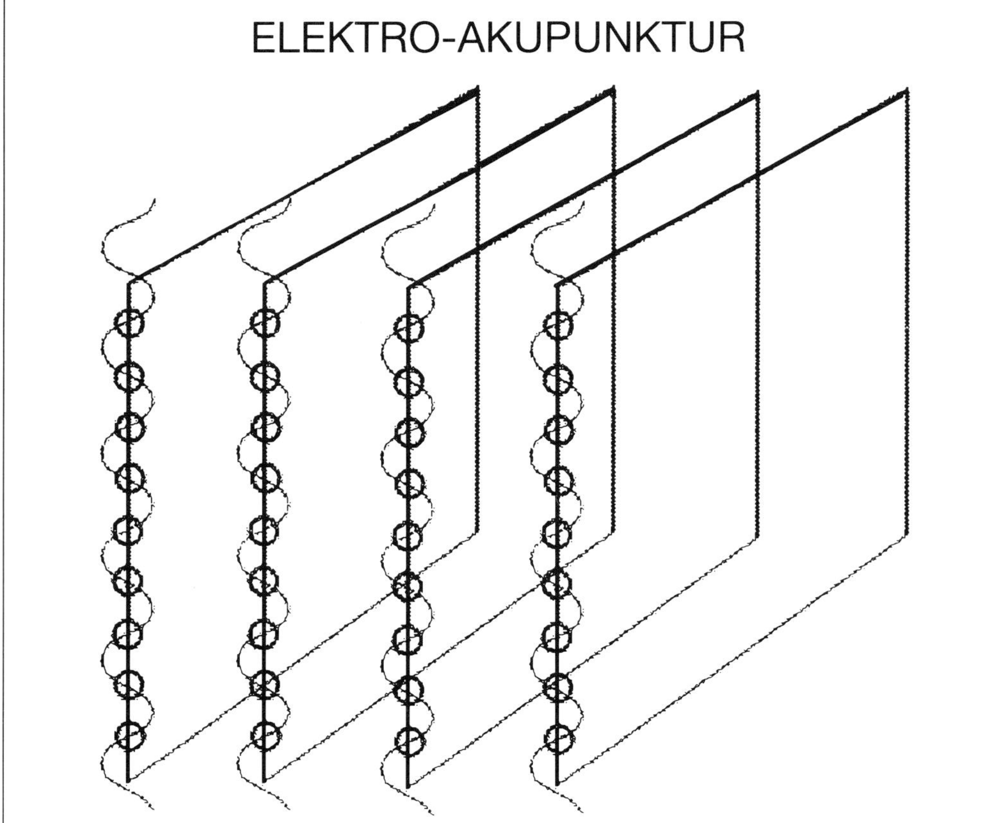

ABB 40 Akupunktur-Meridiane - ein Modell

Gedanken zum Nach-Denken

Grundsätzliches

Die vorangegangenen Kapitel mögen eventuell bei einem Elektroakupunktur-Novizen den Eindruck erwecken, mit diesem Verfahren endlich das langgesuchte Ei des Columbus entdeckt zu haben.

Es ist nicht meine Absicht, Illusionen sofort im Ansatz zu ersticken, denn ein wenig dieser Scheinbilder schlummert in jedem von uns (auch wenn wir es nicht immer zugeben). Ebensowenig möchte ich die zart erblühten Pflänzchen der Euphorie zum vorschnellen Verwelken bringen.

Mein Wunsch ist vielmehr, mit Kritik, Fairness und Ehrlichkeit die Dinge aus einer distanzierten Sicht zu betrachten - sofern mir das gelingt.

Sie, verehrte Leserin, verehrter Leser, werden immer wieder die Erfahrung gemacht haben, daß auf Seminaren, Vorträgen und Kursen stets und oft vollmundig das Lob dessen gesungen wird, das gerade themenmäßig vorgestellt wird.

Man zweifelt dann ob soviel Erfolgen, die man mit der Methode xy hat, an seinen eigenen Fähigkeiten bzw. man fragt sich, warum man nicht schon längst darauf gekommen ist.

Mitgetragen von einer Welle der momentanen Begeisterung ersteht man ebenfalls dieses Wundermittel oder Wundergerät.

Wie groß ist dann die Enttäuschung, wenn dem warmen Euphorie-Regen die kalte Ernüchterungsdusche folgt.

Ein Gerät, eine Methode mag einem Therapeuten wie ein Maßanzug auf den Leib geschneidert sein, einem anderen verhilft es nur zum (einmal überspitzt formulierten) delikaten Aussehen einer Vogelscheuche, zumindest aber zum viel zu großen oder kleinen Anzug von der Stange.

Bevor man also ein System übernimmt, sollte man sich über einige Punkte im klaren sein:

1. Wo liegen meine Ziele?
2. Wie sieht mein Praxisumfeld aus?
3. Kann ich eine derartige Methode in mein jetziges Schema integrieren?

Erst nach einer Abklärung dieser Fragen sollte man sich für das System x oder y entscheiden.

Das bringt den Vorteil mit sich, später nicht der Methode oder dem Gerät eine Schuldzuweisung auszusprechen, die letztendlich nur in der Person des Therapeuten begründet liegt.

Die Ja-Nein-Aussage

Die gesamte Welt der Erscheinungen ist polar aufgespannt. Oder anders formuliert: Yin und Yang stellen die beiden Extreme der Welt dar. Aus der chinesischen Tai-Chi-Monade ist nun jedoch eines bekannt: Kein Ding kann nur Yin oder nur Yang sein. Diese beiden Pole sind nur Hilfskonstruktionen für das Bewußtsein des Menschen, das eine Art Einordnungshilfe benötigt, um sich in dieser Welt der Manifestationen zu orientieren.

Eine ähnliche Differenzierung treffen wir mit dem VEGATEST-Verfahren, indem wir uns seiner Ja-Nein-Aussagemöglichkeit bedienen:

Ja - hat Wirkung
Nein - hat keine Wirkung

Diese Methode kommt daher der menscheninnewohnenden Polarisierungstendenz entgegen, während andere Verfahren teilweise wegen zwei oder drei Teilen der Meßwertskala streiten.

Das Eingebundensein des Testers

Das Testen mit der herkömmlichen Elektroakupunktur ist, was die Werte bzw. den Zeigerabfall anbetrifft, ein Verfahren, bei dem jeder annähernd die gleichen Ergebnisse zeitigen wird.

Beim Austesten der Medikamente an ausschließlich ein oder zwei Meßpunkten tritt eine neue Dimension hinzu: Die Resultate werden erstmals einen Streueffekt aufweisen.

Denn:

Das Austesten der Heilmittel ist ein subjektives Verfahren

Das VEGATEST-Verfahren, wie wir es in den vorangegangenen Kapiteln kennengelernt haben, beruht ausschließlich auf der Einbeziehung von Test- und Therapieampullen unterschiedlicher Herkunft in die Testung gemäß der Zielsetzung und Absicht des einzelnen Testers.

Daher gilt wiederum das eben Gesagte:

Das Testen mit dem VEGATEST ist ein subjektives Verfahren.

An dieser Stelle könnte ich mir das süffisant-überhebliche Benehmen einiger unverbesserlicher Kritiker vorstellen, deren Namen den meisten der naturheilkundlich tätigen Kollegen ohnehin bekannt sind, die besonders durch ihr angehäuftes theoretisches Wissen zur Be- und Aburteilung praktischer Verfahren geradezu prädestiniert sind.

Endlich steht es nachlesbar schwarz auf weiß: Diese Methoden sind subjektiver Natur und können damit der strengen naturwissenschaftlichen Auflage nicht gerecht werden.

Eine sehr vorschnelle Abqualifizierung wie wir gleich sehen werden, denn:

Immer dann, wenn das Gefilde der seelenlosen Diagnose-Computer verlassen wird und zur Therapie aufgefordert wird, trifft ein Arzt eine subjektive Entscheidung.

Daß diese subjektive Entscheidung, z.B. die Verordnung eines allopathischen Medikamentes absolut falsch, ja sogar schädlich sein kann, ist wohl unbestritten.

Gerade weil auf vielen Gebieten der chronischen Erkrankungen die sogenannte Schulmedizin hilflos dasteht, suchen die Menschen bei anderen Methoden und anderen Ärzten Hilfe. Diese Verfahren hätten ja überhaupt keine Chance, könnte die konventionelle Medizin allen helfen.

Daß es Therapieversagen auf beiden Seiten gibt - wen wundert es. Dieses Wesen Mensch ist in seiner Komplexität nicht so einfach zu erfassen.

Eines ist bei der konventionellen Medizin besonders augenfällig: Diagnoseaufwand und Therapie stehen häufig in einem unrealistischen Verhältnis zueinander.

Einem breiten Strom unzähliger Diagnose-Methoden wie Blutuntersuchungen, Röntgen, Computertomografie, Ultraschall, EKG, EEG folgt nur ein dünnes Rinnsal als Therapie - die subjektive Komponente, die uns eigentlich keine Maschine und kein Computer umfassend abnehmen kann.

Erschwerend kommt hinzu: Trotz des ungeheuren apparativen Aufwandes hören die Patienten häufig folgende Diagnose:

Sie haben nichts. Bescheidenere

Vertreter sagen günstigenfalls: Wir können nichts finden.

Oder das Abschlußgespräch nach soviel diagnostischem Aufwand gipfelt in einer nicht zu überhörenden Anklage: Das bilden Sie sich alles nur ein!

Oder ein Besuch beim Psychiater wird vorgeschlagen.

Enttäuscht schleicht sich dann der Patient mit all seinen subjektiven Befindlichkeitsstörungen nach Hause, verzweifelt ob dieser auffälligen Dissonanz zwischen Befinden und Befund.

Zurück zu unserem eigentlichen Anliegen: Wer also der Naturheilkunde und darin eingebunden dem subtilen Vegatest-Verfahren die Subjektivität zum Vorwurf macht, muß sich wiederum den Vorwurf gefallen lassen, den Hintergrund jeglicher Therapie überhaupt nicht verstanden zu haben.

Denn:

Es gibt keine objektiven Entscheidungen, weil menschliches Bewußtsein zu einer Objektivität nicht fähig ist.
Das neu in die Diskussion eingebrachte Wort „intersubjektiv" deckt nur einen zarten Verschleierungsmantel über das Nichtverstehen der eben erwähnten Zusammenhänge.

Die diagnostische Dreiheit

So sehr die Computer auf vielen Gebieten der Medizin im Vormarsch sind, die Arbeit am Elektroakupunkturgerät werden sie dem Arzt niemals abnehmen können (Hinweis: erleichtern können sie uns die Tätigkeit schon).

Warum ist das nicht möglich?

Im letzten Kapitel ist das Thema bereits angeklungen: Die VEGATEST-Methode ist ein subjektives Verfahren, bei dem zugegebenermaßen eine profunde Kenntnis des Fachgebiets, der Zusammenhänge, der Resonanzketten sowie des homöopathischen-naturheilkundlichen Gedankenguts eine nicht wegzudenkende wichtige Rolle spielt.

Der eigentliche Findungsprozeß ist ein Zusammengehen dreier Bereiche:

a) der Patient mit seiner Befindlichkeitsstörung
b) der Therapeut mit seinem Bewußtsein
c) das VEGATEST-Gerät

Nur beim Vorliegen aller drei „Komponenten“ ist eine Diagnose überhaupt möglich.

Das Gerät ist daher ein hochsensibler elektronischer Mittler zwischen dem konzentrativen Bewußtsein des Arztes und der Sphäre des Patienten.

Nur wenn der Arzt mit seinem vollen Bewußtsein und seiner vollen Konzentration die ampullenmäßigen Fragen stellt, wird er im Sinne einer polaren Antwort einen Widerhall finden.

Das bedeutet in der Praxis: Eine ununterbrochene Focussierung auf das, was man gerade tut.

Sobald man zu einer Bündelung der Gedanken nicht mehr fähig ist, funktioniert dieses Verfahren nicht mehr.

Somit hat auch die von *Dr. Dr. H. W. Schimmel* immer wieder aufgeführte Ermüdung des Testers ihren realen Hintergrund.
Und jeder, der testet, kennt die Probleme beispielsweise der Te-

stung am späten Abend oder bei Patienten, die dem Arzt viel „Kraft“ rauben.

Nur wenn das störungsfreie Zusammenspiel der drei Faktoren Patient, Arzt und Gerät möglich ist, ist die Gewähr für eine gelungene und reproduzierbare Diagnose gegeben.

Tröstliche Worte

Sie, verehrte Leserin, verehrter Leser, sind bereits im Besitz eines Gerätes oder Sie haben sich schon die Adresse der Herstellerfirma zwecks baldiger Bestellung notiert.

Dann lassen Sie mich Ihnen eines ehrlich prophezeihen - so ehrlich, wie ich es auch in meinen Kursen bin:

Sie werden beim Einstieg in diese Methode nicht gleich Riesener-

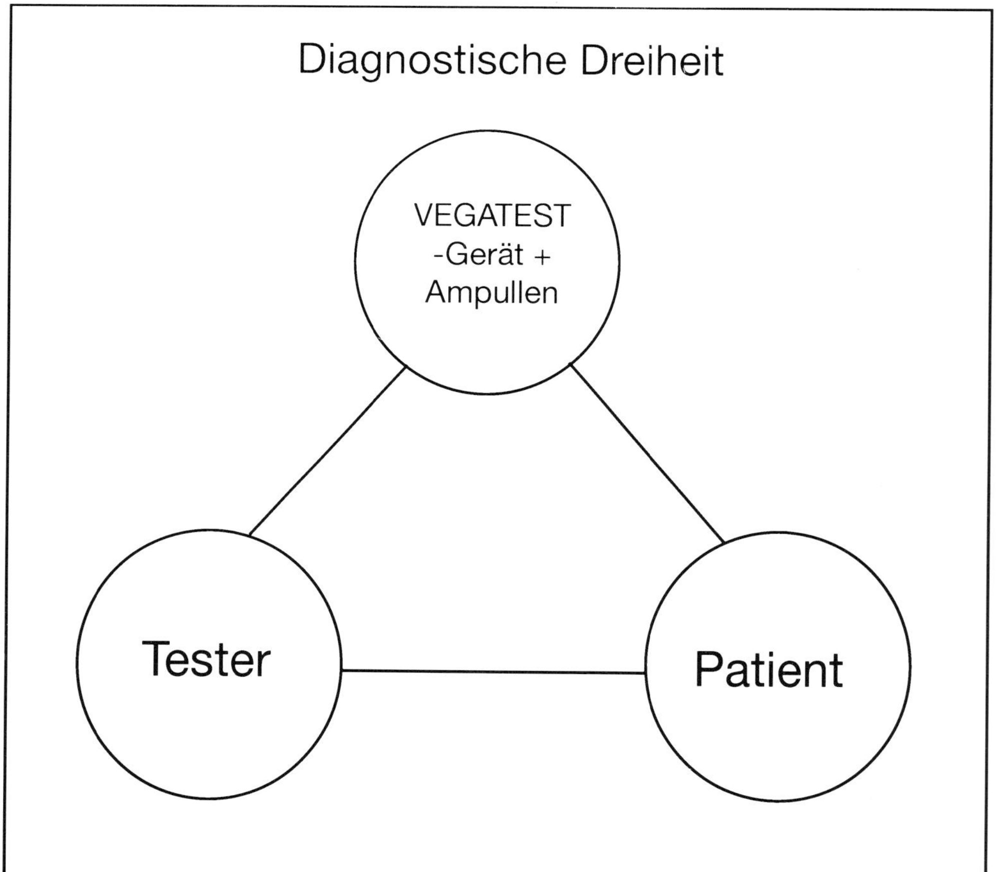

ABB 41

folgserlebnisse haben, sondern vielmehr Frustration, Selbstzweifel, Mißerfolge.

Der abgedroschene Satz:„Per aspera ad astra“ wird Ihnen nur ein gequältes Lächeln - falls überhaupt - abverlangen. Die Ergebnisse bleiben nicht konstant, die Testampulle, die eben noch ansprach, spricht nicht mehr an usw. usw.

Glauben Sie allen Ernstes, daß es anders sein kann?

Sind Sie etwa der Ansicht, nach dem Kauf eines Klaviers sofort Mozarts Tonfolgen nachspielen zu können? Doch wohl nicht!

Zum Erlernen des Verfahrens gibt es drei wichtige Voraussetzungen.

1. Vorurteilslos und ohne Wunschdenken an den Test herangehen. Testen Sie unter der Voraussetzung, daß der Patient unbedingt den Morbus XY hat und demzufolge nur das Medikament Z benötigt, dann müssen Sie einfach scheitern.

2. Sich innerlich leer machen.
Das ist einfacher gesagt als getan. Streß, Zeitdruck, Unruhe, Hetze, Telefonate sind Garanten für den Mißerfolg. Sich leer machen heißt: Zum Zeitpunkt der Messung alles aus dem Bewußtsein entlassen, was dafür absolut unnötig ist.

Testen bedeutet sich dem anderen öffnen. Wie aber kann man sich öffnen und etwas Neues, Fremdes hereinlassen, wenn gestauter Ballast alles verhindert. Dazu zählt auch das ständige intellektuelle Hinterfragen, das Zweifeln und Zaudern.

Subjektive Verfahren sind Geschehnisse der Intuition und nicht des Intellekts.

3. Sich auf die Fragen konzentrieren.

Der Tester muß sich immer auf die Frage (= Testampulle) einstellen, die gerade in der Wabe steht. Oder vielleicht noch deutlicher formuliert: sobald man eine Testampulle in die Wabe stellt oder im Testkasten den betreffenden Knopf drückt, muß man zugleich an diese Ampulle denken. Sind Sie mit Ihren Gedanken gerade woanders, wird der Test mißlingen.

Ich möchte dieses Phänomen nicht Geistesgegenwart sondern Bewußtseinseinbindung nennen.

Es kommt nicht von ungefähr, daß Tester mit Vorerfahrung in Meditation oder anderen fernöstlichen Versenkungsmethoden

den Zugang zu dieser Methode schneller finden.

Letztendlich ist es für uns alle ein persönlicher Gewinn, zumindest einmal am Tag den Weg nach innen zu finden und das Augenmerk auf die Stimme der Stille zu richten, als ununterbrochen hektisch im Außen zu agieren.

Firmen-Adressen

W. Eidam, Robert-Bosch-Str. 23, 6307 Minden, Telefon 06403-5065

Med-Tronik, Daimler-Str. 2, 7632 Friesenheim, Telefon 07821-6041

Kurt Schölderle, Gartenstr. 14, 8138 Andechs, Telefon 08152-6110

VEGA, Am Hohenstein 113, 7622 Schiltach, Telefon 07836-500219

Jahnke Bioelektronik, Wiesenstr. 20, 8950 Kaufbeuren-Neugablonz, Telefon 08347-61792

Kern-Pharma, Hauptstr. 57, 7580 Bühl, Telefon 07223-23646

MDT Bioelectronics, Rikonerstr. 24, CH 8307 Effretikon, Telefon 052-324254

Literaturhinweise

Bach E.: Blumen, die durch die Seele heilen, Hugendubel, München

Fehrenbach, Noll, Nolte, Schimmel: Kurzes Lehrbuch der Vegatest-Methode VEGA, Schiltach, 1986

Glaser,M.- Türk: R. Herdgeschen, Verlag für Medizin, Dr. E. Fischer, Heidelberg 1982

Mandel, P.: Energetische Terminalpunkt-Diagnose, Energetik-Verlag, Sulzbach, 1990

Pflaum, H.: Praktikum der Bioelektronischen Funktions- und Regulationsdiagnostik (BFD), Haug-Verlag, Heidelberg 1979

Pflaum, H.: Bildatlas zur BFD Haug Verlag, Heidelberg 1982

Rademacher P.-G. - Bachmann, A.: Handbuch der Vegatest-Methode, VEGA, Schiltach 1982

Schimmel, H.: Leitfaden zur Anwendung der Bioelektronischen Funktionsdiagnostik (BFD), Pascoe, Gießen, 1976

Schimmel, H.W.: Pathogenetische Grundmuster und Kausalketten, Pascoe, Gießen 1989

Volkmer, D.: Amalgam-itäten - Reflexionen über ein dunkles Material, Energetik-Verlag, Sulzbach, 1992

Volkmer, D.: Jenseits der Molaren - Zahnmedizin oder Zahnheil-Kunde, Energetik-Verlag, Sulzbach, 1988

Volkmer, D.: Mars im Spiegel -Mythologisch-bißliche Betrachtungen, Energetik-Verlag, Sulzbach, 1991

Volkmer, D.: Selbstmord mit Messer und Gabel - Eine Bestandsaufnahme unserer Ernährung, Selbstverlag 1980, 2. Auflage z.Zt. vergriffen, 3. Auflage geplant

Volkmer, D.: HOLODONTIE, Bd. 1, Die Erstuntersuchung, Selbstverlag 1991

Voll, R.: Wechselbeziehungen von Odontonen und Tonsillen zu Organen, Störfeldern und Gewebssystemen, MLV, Uelzen 1977

Woltersdorf, H.W.: PSI ist ganz anders Radius-Verlag, Stuttgart 1975

Woltersdorf, H.W.: Aufbruch in neue PSI-Dimensionen Schweizer Verlagshaus, Zürich, 1980

Woltersdorf, H.W.: Keine Angst vor Einstein, Energetik-Verlag, Sulzbach, 1992

Hinweis

Zeitgleich mit diesem Buch erscheint ein Arbeits- und Übungsbuch zum Thema VEGATEST in der Serie HOLODONTIE als Band 2, allerdings nur in geringer Auflage.

50 Seiten, DIN A 4, mit Tips, Übungen, Erläuterungen und Adressen.

Dieses Skriptum ist nur direkt vom Autor beziehbar. Sie erhalten es nach Überweisung von DM 44,00 + DM 5,00 Porto = DM 49,00 auf das Konto 7967280000 bei der Dresdner Bank Frankfurt (BLZ 50080000) direkt einschließlich Rechnung zugeschickt.

Zahnmedizin oder Zahn-Heil-Kunde?

Dr. med. dent. Dietrich Volkmer

Jenseits der Molaren

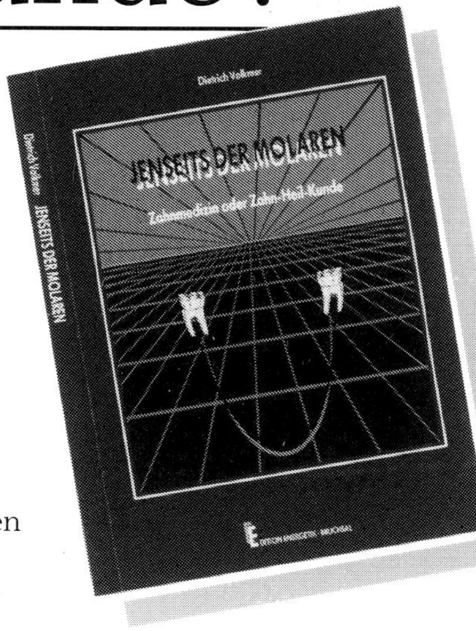

136 Seiten, ca. 50 Abb. und Tab., Format 24 x 17 cm,
Efalin mit Schutzumschlag,
ISBN 3-925806-02-4 DM 38,-

„Jenseits der Molaren" unternimmt den Versuch, neue, sicherlich zukunftsweisende Gebiete der Heilkunde in das gesamte naturwissenschaftliche Denken in der Zahnmedizin einzubeziehen.

Der Titel steht - stellvertretend für den Inhalt des Buches - als Synonym für das Verlassen des üblichen Gesichtsfeldes, um die Welt - in diesem Fall das Geschehen im orofacialen Bereich - aus einer übergeordneten Warte zu betrachten.

Das Buch soll all jenen helfen, die speziell auf den Gebieten der Diagnose und Therapie nach neuen Wege suchen. Ein „Stand"-Punkt jenseits der Molaren ist notwendig, um mit neugewonnenen Kenntnissen und Erkenntnissen einen besseren Lösungsweg zu finden.

Ein Buch, geschrieben für Zahnärzte, Ärzte und interessierte Laien, das nicht nur graue Theorie vermittelt, sondern auch praktische Hinweise gibt.

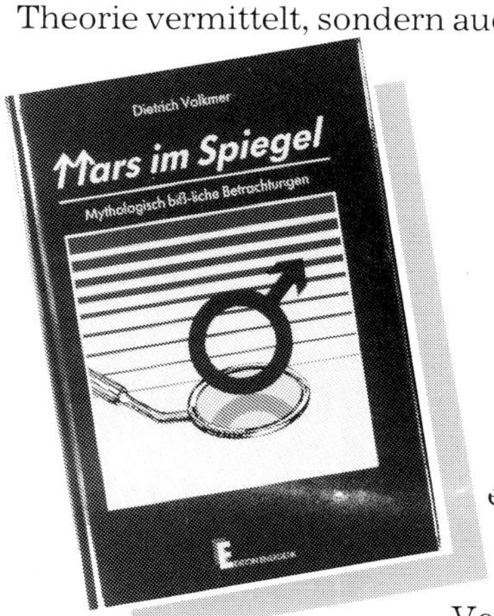

Mars im Spiegel

„Mythologisch biß-liche Betrachtungen..."

ca. 144 Seiten, Format 14 x 21 cm, folienkaschierter
Pappband, ISBN 3-925806-22-9 DM 29,80

Alles Sichtbare ist nur ein Gleichnis, sagt Goethe. Sämtliche Organe des Menschen haben symbolische Bedeutung, d.h. sie stellen materialisierte Inhalte dar.

So auch die Zähne. Jeder einzelne Zahn ist Ausdruck eines Urprinzips, das je nach Beschaffenheit, Zustand oder Erlebnisform Rückschlüsse auf bestimmte Inhalte zuläßt.

Um nur ein Beispiel anzudeuten: Eckzähne sind die Verkörperung des marsischen Prinzips. Sie geben Aufschluß darüber, auf welche Weise der „Eigner" mit dem Thema Aggression umgeht.

Volkmers mythologisch biß-liche Betrachtungen öffnen die Augen für neue Zusammenhänge zwischen Astronomie, Mythologie, Psychologie einerseits und heilkundlichen Aspekten andererseits.

Energetik Verlag GmbH, Am Holzweg 10, 6231 Sulzbach/Taunus
Telefon 06196/71172, Telefax 06196/74764

Peter Mandels neue Wege zur Gesundheit

Peter Mandel

Praktisches Handbuch der Farbpunktur

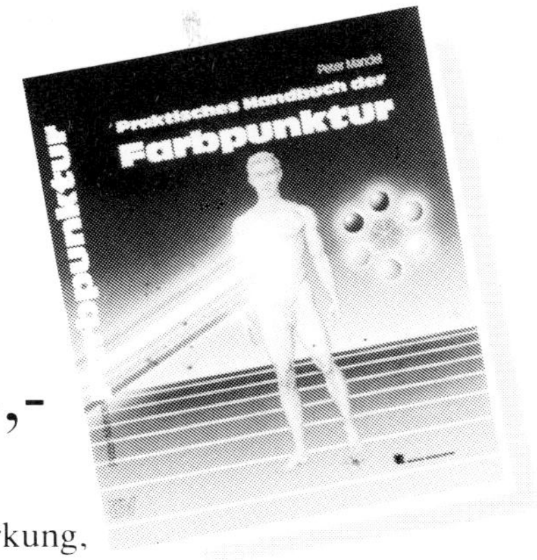

286 Seiten, über 400 Abb.,Efalin mit Schutzumschl., ISBN 3-925806-00-8, DM 98,-

Licht und Farben heilen. Richtig angewandt entfaltet farbiges Licht eine therapeutische Wirkung, die beeindruckend und faszinierend zugleich ist. Auf der Grundlage der klassischen Akupunktur hat Peter Mandel eine Farbtherapie entwickelt, die als unverzichtbar für jeden ganzheitlich orientierten Therapeuten gelten muß. Dieses Buch eröffnet völlig neue Möglichkeiten ganzheitlicher Therapien.

Peter Mandel

Lichtblicke in der ganzheitlichen (Zahn-) Medizin

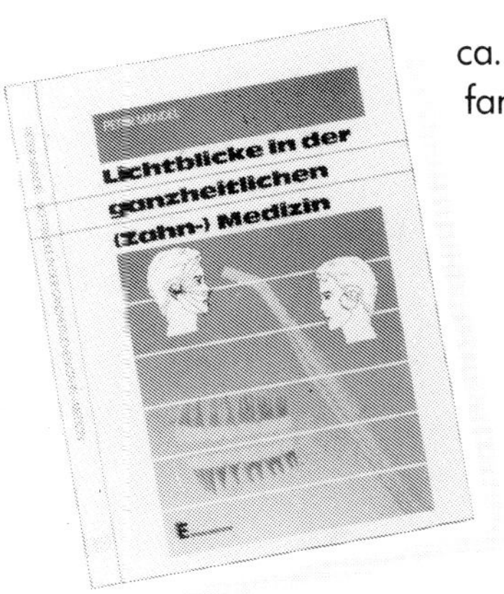

ca. 200 Seiten, rund 80 Abb. (größtenteils vierfarbig), Hardcover, ISBN 3-925806-10-5 DM 68,-

Dieses Buch stellt die wirksamsten Therapien mit der Farbpunktur über Kopf- und Schleimhautpunkte vor. Sie führt in ein neues Denken in der Ganzheitsmedizin ein. Neue Gedanken zur Fokaltoxikose, Zahn - Organ - Beziehung, Funktionskreistheorie und Mundakupunktur mit Farben sind nur einige Beispiele aus dem Inhalt. Dieses Buch richtet sich an alle dem ganzheitlichen Denken verpflichteten Therapeuten, auch an Zahnärzte, ebenso, wie an den interessierten Laien.

Energetik Verlag GmbH, Am Holzweg 10, 6231 Sulzbach/Taunus
Telefon 06196/71172, Telefax 06196/74764